DUNJA HERGENRÖTHER

Praxisbuch VT-Bericht

Berichterstellung und
Gutachterverfahren in
der Verhaltenstherapie

mit Schritt-für-Schritt-Übungen

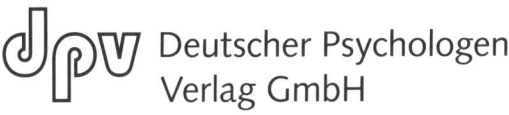

Deutscher Psychologen
Verlag GmbH

Berlin 2011

Inhalt

Danksagung

Ich bedanke mich bei den Kolleginnen und Kollegen, welche mir ihre Fälle und Berichte zur Verfügung gestellt haben, ohne die ich die verschiedenen Fallbeispiele nicht hätte darstellen können. Selbstverständlich sind die Fälle so weit modifiziert, dass die Anonymität der Patienten gewahrt ist. Ebenso bedanke ich mich bei Herrn Dr. Andreas Dahm, Referatsleiter der Kassenärztlichen Bundesvereinigung (KBV)/ Bereich Psychotherapie, für die freundliche Erteilung relevanter Informationen in Bezug auf das Buch sowie die Beantwortung vieler Fragen hierzu.

Ganz besonders möchte ich mich in diesem Zusammenhang bei meiner Kollegin und lieben Freundin Nina Scheeren-Lieven für ihre kompetente Unterstützung bei diesem Buch und ihre konstruktiven Beiträge bedanken.

Vorwort

Im Rahmen meiner Tätigkeit als Fallsupervisorin in eigener Praxis wurde immer wieder deutlich, dass es vielen Kollegen schwerfällt, Anträge bzw. Berichte zu schreiben. In Gesprächen stellte sich heraus, dass die meisten Kollegen den Bericht an den Gutachter mehr als Gängelung denn als Hilfe und Instrument der Qualitätssicherung sehen.

Ich habe bereits eine Vielzahl unterschiedlichster Fälle begleitet und supervidiert, wobei mein Beratungsschwerpunkt u. a. im Bereich der Formalitäten rund um das Gutachterverfahren lag. Aufgrund immer wiederkehrender Fragestellungen habe ich mich schließlich intensiv mit dem Gutachterverfahren im Therapieantragsverfahren auseinandergesetzt, hierzu auch im kleinen Rahmen Schulungen angeboten und mich schließlich entschlossen, dieses Buch zu schreiben.

Ich möchte Ihnen mit diesem Buch das Berichteschreiben Schritt für Schritt erleichtern und Ihnen die Angst vor Ablehnungen nehmen bzw. davor, dass die Therapieanträge („die Berichte") nicht „durchgehen" könnten. Oft werden in diesem Zusammenhang Gutachter als „bösartige Gegner" betrachtet, die nach Ansicht mancher Kollegen „willkürlich" handeln und „nicht die Therapie, sondern nur die Formulierungskunst" beurteilen. Mein Ziel ist es, dass es Ihnen mit ein wenig Übung gelingt, nicht wie befürchtet fünf Stunden oder gar das ganze Wochenende mit dem Berichteschreiben verbringen zu müssen, sondern dass Sie unter Berücksichtigung der formalen Richtlinienkriterien effizient schreiben lernen.

Auch möchte ich aufzeigen, dass der Bericht an den Gutachter ein wichtiges Instrument der Qualitätssicherung in der psychotherapeutischen Praxis ist. Denn oft werden Zusammenhänge erst mit dem Schreiben einer Fallkonzeption verdeutlicht, was die Therapieplanung erleichtert. Bedenken Sie, dass Ihnen im Rahmen des Qualitätsmanagements der Bericht eine große Hilfe ist, weil Sie darin bereits die Diagnose, die Ziele und die Behandlungsplanung ausarbeiten. In der Folge werden Ihnen die Sitzungsdokumentationen für die Fortführungsberichte oder Umwandlungsanträge nützlich sein, ebenso für die Abschlussphase der Therapie. Wenn die Patienten ihre Ziele aus den Augen verlieren, können Sie dokumentarisch immer wieder aufs Wesentliche zurückgreifen.

Versuchen Sie, den Bericht an den Gutachter als eine Verfahrensweise zu sehen, die Ihnen nützlich ist, und nicht nur als eine Last. Aber wie, wenn es doch Ihre

Zeit raubt und Sie im Grunde das Wochenende damit verbringen müssen? Die Schwierigkeit besteht darin, sich in einem Bericht auf das *Wesentliche* zu beschränken, und das, obwohl man den Patienten vor sich sieht, jede Menge über ihn zu „berichten" weiß.

Dies und viele Probleme, die sich in diesem Zusammenhang auch mit der Erstellung einer Verhaltensanalyse ergeben, werde ich in diesem Buch genauer behandeln. Ich zeige auf, was Sie beachten müssen und wie wichtig eine Verhaltensanalyse für die Zielsetzung und Behandlungsplanung ist. Was muss, darf, kann ich im Bericht erwähnen, was weglassen? Und: Muss ich alles erwähnen, oder kann ich die Angaben, die nicht Zielsetzung einer Therapie sind, auch weglassen?

Anhand von Falldokumentationen[1] zu verschiedenen Störungsbildern möchte ich Ihnen dies genauer verdeutlichen.

Es gibt unterschiedliche Anforderungen an eine Falldokumentation. Dabei gehe ich in diesem Buch ausschließlich auf die Anforderungen ein, die für das Antragsverfahren von Belang sind, und orientiere mich an dem KV-Formblatt. Die Anforderungen, die Ausbildungskandidaten in ihren Falldokumentationen erfüllen müssen, unterscheiden sich sicherlich ein wenig von den in diesem Buch genannten. Dennoch können die vorliegenden Fallbesprechungen und Übungen auch ihnen beim Verfassen von Berichten hilfreich sein.

Der Übersicht und Klarheit wegen ist das funktionale Bedingungsmodell bei allen Fallberichten formal identisch und entsprechend der S-O-R-(K)-C Verhaltensgleichung nach F. H. Kanfer und Saslow (1965) dargestellt. Dies ist das bekannteste und am häufigsten verwendete Modell und wird auch von der KV gewünscht (vgl. KV-Formblatt). Alternativ sind das Problemanalytische Bedingungsmodell nach Bartling et. al. (1998) oder der Plananalyse- und Schema-Ansatz (Grawe & Caspar, 1984) zu benennen, welche heute im Antragsverfahren jedoch kaum oder keine Anwendung finden.

Die diagnostische Einteilung erfolgt einheitlich nach der ICD-10. Dabei führe ich nur die Berichte auf, die von den Gutachtern genehmigt wurden. Es ist

---

1   Die Falldokumentationen sind ausschließlich befürworteten Antragsberichten entnommen. Sie haben alle die gleiche Struktur, den gleichen Aufbau. Dabei distanziere ich mich von Textbausteinen. Die Fälle sind trotz sich eventuell wiederholender Inhalte nah am Patienten und konkret beschrieben. Um jedoch einen Bericht effizient und nachvollziehbar schreiben zu lernen, ist es wichtig, dass Sie hierfür zunächst ein Schema verinnerlichen, an dem Sie sich orientieren können. Behalten Sie Ihren eigenen Sprach- und Schreibstil mit Ihren eigenen Formulierungen bei.

davon auszugehen, dass die Falldarstellungen von den Gutachtern wenigstens auf die Mindestkriterien hin überprüft wurden und diese somit erfüllen.

Alle Fälle sind selbstverständlich anonymisiert und in markanten Erkennungsmerkmalen verändert. Ein Wiedererkennen ist somit nicht möglich, wobei es allerdings Ähnlichkeiten zu anderen Fällen geben mag, da es bei der hohen Anzahl von Patienten, die eine Verhaltenstherapie machen, sicher ähnliche biografische Hintergründe etc. gibt.

Zusammenfassend ist es mein Anliegen, Kollegen in der Praxis und Ausbildungskandidaten das Schreiben der Berichte zu erleichtern. Ich möchte vor allem denjenigen, die dem Gutachterverfahren sehr kritisch und widerwillig gegenüberstehen und es als unnötigen Zeitaufwand verstehen, Schritt für Schritt auf einfache und verständliche Weise zeigen, wie der Bericht auf das Wesentliche beschränkt und mit geringem Zeitaufwand erstellt werden kann. Ebenso möchte ich veranschaulichen, dass die Fallberichte auch als sinnvolle und notwendige Arbeit mit dem Patienten gesehen und im Hinblick auf die eigene Reflexion erstellt werden können.

Dunja Hergenröther
Februar 2011

1. Einführung

Entsprechend den Informationen der Kassenärztlichen Bundesvereinigung (KBV) zeigt eine Gutachterstatistik, dass im Jahr 2009 für den Bereich Verhaltenstherapie insgesamt 142.896 Gutachten von 78 Gutachtern erstellt wurden. Die Ablehnungsquote lag durchschnittlich bei 2,8% mit einer Varianzbreite von 1% bis 8%. Sie ist damit gegenüber dem Vorjahr unverändert. Die Änderungsquote der Fälle, die nur mit Änderungen bewilligt wurden (bspw. Reduzierung der beantragten Stunden), lag durchschnittlich bei 6,4% – mit einer Varianzbreite von 1% bis 44% – und ist damit gegenüber dem Vorjahr etwas gesunken (von durchschnittlich 7,2% auf 6,4%). Eine Obergutachtenstatistik ergab, dass acht der neun Obergutachter insgesamt 551 Obergutachten erstellt haben. Die durchschnittliche Ablehnungsquote lag bei 18,1% und ist verglichen mit dem Vorjahr (16,6%) angestiegen. Die Änderungsquote lag bei 26% (Vorjahr 27%).

Im Jahr 2008 habe ich eine Umfrage im Rahmen des praxisinternen Qualitätsmanagements nach einem von mir entwickelten Fragebogen durchgeführt. Zielgruppe war eine systematische Auswahl von Vertragspsychotherapeuten aus dem gesamten Bundesgebiet. Das Umfrageergebnis zeigte, dass sich viele Kollegen aus den unterschiedlichsten Gründen kaum in der Lage sehen, diese Arbeit neben ihrem Praxisalltag zu bewältigen. Dies führt auch dazu, dass viele Kollegen externe Unterstützung in Anspruch nehmen.

Von denen, die sich externe Unterstützung holen, erleben hierdurch fast ausnahmslos alle befragten Therapeuten eine spürbare zeitliche Entlastung und können sich gar nicht mehr vorstellen, die Berichte neben ihrer therapeutischen Arbeit selbst zu schreiben. Etwa 20% der Befragten wünschen sich die Sicherheit der Bewilligung und haben aufgrund mangelnden Zutrauens die Befürchtung, dass ihr Antrag abgelehnt wird. Dabei scheint die Angst der Therapeuten vor Ablehnung vor dem Hintergrund der Gutachterstatistik unbegründet. Die Zeit, die sie dann bei deutlich höher empfundenem Aufwand mit der Nachbesserung oder mit Widersprüchen verbringen müssen, wollen sie verständlicherweise „nicht auch noch aufbringen". („Ich möchte nicht noch am Wochenende arbeiten, da will ich Zeit für meine Kinder haben".) Ein Kollege berichtete mir einmal, dass er selbst etwas zwanghaft strukturiert sei, sich deshalb immer verzettele, den Bericht anfange und nicht zu Ende bekomme.

Insbesondere solchen Kollegen möchte ich nachfolgend aufzeigen, dass es möglich ist, mit minimalem Aufwand einen Bericht zu verfassen, wenn Sie sich auf die für den Antrag wesentlichen Aspekte beschränken. Perfektionismus ist nicht gefragt. Im Gegenteil, es hat schon viele positive Rückmeldungen von Gutachtern für Berichte gegeben, die nicht nur individuell, sondern auch mit einigen authentischen Besonderheiten verfasst wurden. Bedenken Sie: Auch die Gutachter wollen nicht den „Einheitsbrei" lesen. Ich stelle auch immer wieder fest, dass vielen Kollegen das Berichtschreiben deshalb schwerfällt, weil sie aufgrund der Nähe zum Patienten Schwierigkeiten haben, den Fall auf das Wesentliche zu beschränken und für den Bericht zu reduzieren.

Immerhin halten ca. 25% der oben genannten Befragten das Antragschreiben auch für ein wichtiges Instrument in Bezug auf das Qualitätsmanagement in der eigenen Praxis und nutzen es zur Reflexion. Diese Befragten empfanden auch die Kommentare der Gutachter als hilfreich.

Den Bericht an den Gutachter zur Selbstreflexion und zur Therapiedurchführung zu nutzen, ist äußerst hilfreich, um das eigene Vorgehen zu strukturieren und Defizite zu erkennen. Viele Kollegen gehen bei der Therapie intuitiv vor, was aber die Fallkonzeption erschwert. Dann bereiten Mehrfachdiagnosen besondere Probleme und stellen einen erhöhten Zeitaufwand dar. Auch das Erstellen einer Bedingungs- und Verhaltensanalyse fällt vielen Kollegen nicht leicht. Dies führt dann dazu, dass keine fundierte Zielsetzung bzw. Behandlungsplanung und Methodenauswahl getroffen wird, was wiederum den Therapieprozess erschwert.

Das Gutachterverfahren, welches Voraussetzung für die Einführung der Psychotherapie in die kassenärztliche Versorgung war (vgl. Rüger, Dahm & Kallinke, 2008, S. 80), unterliegt schon seit Jahren einer heftigen Debatte. Vorgesehen ist es jedoch als ein Instrument zur Qualitätssicherung.

2. Formale und inhaltliche Kriterien zum Gutachterverfahren

2.1 Richtlinien der Kassenärztlichen Bundesvereinigung (KBV)[2]

In der Präambel der Qualitätsrichtlinien der Kassenärztlichen Bundesvereinigung (KBV) heißt es: „Die Sicherung und Verbesserung der Qualität ärztlicher und psychotherapeutischer Tätigkeit ist eine der wichtigsten Voraussetzungen für eine patienten- und bedarfsgerechte, fachlich qualifizierte und wirtschaftliche Versorgung auf hohem Leistungsniveau. Qualitätssicherung der ärztlichen/psychotherapeutischen Leistung hat zum Ziel, die Qualität des Arbeitsprozesses und des Arbeitsergebnisses zu wahren oder zu erhöhen. Dies kann nur verwirklicht werden, wenn Probleme rechtzeitig identifiziert, hinreichend analysiert, praktikable Verbesserungsvorschläge zügig erarbeitet und erfolgreich angewendet werden."

Eine wesentliche Aufgabe der Qualitätssicherung besteht demnach darin, die Voraussetzungen für eine hohe Qualität in der Psychotherapie zu schaffen und zu erhalten. Hierzu gehört es auch, eine hohe Qualität insbesondere aus Sicht der Patienten sicherzustellen.

Die Psychotherapierichtlinien[3] (PTR) der KBV regeln die Durchführung von Psychotherapie in der kassenärztlichen Versorgung. In den Richtlinien sind u. a. behandlungsbedürftige Krankheiten, die zur Krankheitsbehandlung geeigneten Verfahren, das Antrags- und Gutachterverfahren, die psychosomatische Grundversorgung, die probatorischen Sitzungen sowie Art, Umfang und Durchführung der psychotherapeutischen Behandlung festgeschrieben.

---

2 Richtlinien der Kassenärztlichen Bundesvereinigung für Verfahren zur Qualitätssicherung (Qualitätssicherungsrichtlinien der KBV) gemäß § 75 Abs. 7 SGB V vom 01.01.2009. Einsehbar auch unter www.kbv.de.

3 Richtlinien des Gemeinsamen Bundesausschusses über die Durchführung der Psychotherapie (Psychotherapierichtlinien) in der Fassung vom 19. Februar 2009, veröffentlicht im Bundesanzeiger 2009; Nr. 58: S. 1399, in Kraft getreten am 18. April 2009.

Die PTR besagen, dass Psychotherapie, welche eine ätiologisch orientierte Diagnostik voraussetzt und die jeweiligen Krankheitserscheinungen erklären und zuordnen muss, keine Leistung der gesetzlichen Krankenversicherung und nicht zur vertragsärztlichen Versorgung gehört, wenn sie nicht der Heilung oder Besserung einer Krankheit bzw. der medizinischen Rehabilitation dient. Die gewählte Therapiemethode muss in einem angemessenen Verhältnis zu Art und Umfang der diagnostizierten Erkrankung stehen. Verfahren, welche den in den PTR genannten Erfordernissen nicht entsprechen, sind als Psychotherapie im Sinne der Richtlinien nicht geeignet.

Das KV-Formblatt dient der Gliederung der Anträge (Fallberichte) und ist für die kassenzugelassenen Psychotherapeuten bei der jeweiligen Kassenärztlichen Vereinigung (KV) erhältlich. Es ist für das Schreiben der Anträge unverzichtbar. Darauf gehe ich im folgenden Kapitel näher ein.

2.2 Richtlinien des Gutachterverfahrens

„Die vom gemeinsamen Bundesausschuss gemäß § 92 Absatz 6a des Fünften Buches Sozialgesetzbuch beschlossene Richtlinie dient der Sicherung einer den gesetzlichen Erfordernissen entsprechenden *ausreichenden, zweckmäßigen* und *wirtschaftlichen* Psychotherapie der Versicherten und ihrer Angehörigen in der vertragsärztlichen Versorgung." [4]

Es geht also um folgende drei wichtige Richtlinien:

Die Psychotherapie muss *ausreichend, zweckmäßig* und *wirtschaftlich* sein. Ebenso muss eine Psychotherapie *notwendig* sein, und es darf nicht mehr geschehen, als zur Erreichung des Behandlungserfolges notwendig ist.

Ausreichend bedeutet, dass die Leistung nicht ungenügend sein darf. Zweckmäßig meint, dass die Leistung objektiv auf die Behandlung einer Erkrankung ausgerichtet und hinreichend wirksam sein muss. Wirtschaftlich ist die Behandlung dann, wenn bei mehreren zur Verfügung stehenden Heilmethoden, die ausreichend, notwendig und zweckmäßig sind, die wirtschaftlichste, d. h. die effizi-

---

4   Quelle: Sozialgesetzbuch Fünftes Buch, Gesetzliche Krankenversicherung. In der Fassung des Gesetzes zur Sicherung der nachhaltigen Finanzierungsgrundlagen der gesetzlichen Rentenversicherung (RV-Nachhaltigkeitsgesetz) vom 21. Juli 2004 (BGB. I S. 1791); § 92 Richtlinien der Bundesausschüsse.

enteste, gewählt wird. Wenn bei gegebenem Aufwand also ein möglichst großer Therapieerfolg zu erwarten ist, so übernimmt die Krankenkasse die Kosten.

Die Kostenübernahme ist mit einem Antrag zu begründen. Dieser Antrag wiederum wird dann durch einen nach § 12 der Psychotherapievereinbarungen[5] bestellten Gutachter überprüft. Der Gutachter hat sich dazu zu äußern, ob die in diesen Richtlinien genannten Voraussetzungen erfüllt sind. Im Kommentar zu den Psychotherapierichtlinien von Rüger et al. (2008) stehen die wichtigsten formalen und inhaltlichen Kriterien, die Sie sich beim Verfassen der Anträge zunutze machen können. Hier geht es neben den zugelassenen Verfahrensweisen und Methoden um Stundenkontingente, um Indikationen sowie Kontraindikationen. Für einen zugelassenen Verhaltenstherapeuten ist es nicht zulässig, eine Verfahrensweise zu wählen, die nicht den Richtlinien entspricht, auch wenn Sie es für Ihren Patienten heilsam, wirkungsvoll und richtig halten. Wenn Sie diese dennoch in Ihrem Antrag darstellen, können Sie ziemlich sicher davon ausgehen, dass Ihr Antrag nicht befürwortet wird, da sich die Gutachter an die Richtlinien halten müssen. Die Psychotherapierichtlinien sind das Gesetz, der Kommentar zu den Psychotherapierichtlinien ihre Gesetzesfibel.

Weitere Voraussetzung für eine Psychotherapie ist auch die Psychotherapiefähigkeit des Patienten. So muss der Patient intellektuell und motivational dazu in der Lage sein, von einer Psychotherapie zu profitieren. Auch eine den klinisch-diagnostischen Leitlinien der ICD-10 entsprechende und nachvollziehbare Diagnostik sowie ein Behandlungsplan, der richtlinienkonforme Methoden enthält, sind Voraussetzung für eine Antragstellung. Der Antrag wird von einem qualifizierten externen Gutachter geprüft. Erst nach Empfehlung („Befürwortung der Therapie") durch den Gutachter übernimmt die Krankenkasse die Kosten und stellt einen Bewilligungsbescheid aus.

---

5 Die Psychotherapievereinbarungen der KBV regeln die Anwendung von Psychotherapie in der vertragsärztlichen Versorgung. Gegenstand dieser Vereinbarung sind u. a. die in den Psychotherapierichtlinien genannten psychotherapeutischen Maßnahmen im Rahmen der psychosomatischen Grundversorgung.

2.3 Kriterien der Gutachter

Eine Psychotherapie muss ausreichend, zweckmäßig und wirtschaftlich sein. Dies sind die drei wichtigsten Richtlinienkriterien. Aber nach welchen Kriterien beurteilen die Gutachter die Anträge, und welches sind die Ablehnungsgründe? Folgende Kriterien werden durch die Gutachter geprüft (vgl. Rüger, Dahm & Kallinke, 2008):

Krankheitswertigkeit: Liegt eine Erkrankung vor, welche die Leistungspflicht der Krankenkasse begründet?

(Differenzial-)Indikation: Ist bei der vorliegenden Erkrankung eine Verhaltenstherapie indiziert bzw. ist das vorgeschlagene Verfahren richtlinienkonform?

Epikrise: Ist die Anamnese nachvollziehbar, ebenso der bisherige Verlauf und die Behandlungsvorgeschichte der Erkrankung?

Diagnostik: Stimmt die Diagnose mit dem Beschwerdebild überein, und entspricht sie der ICD-10? Wurden ggf. differenzialdiagnostische Erwägungen erläutert?

Verhaltensanalyse: Erklärt die Verhaltensanalyse die Störung?

Behandlungsplanung: Werden die Therapieziele der Störung gerecht, und sind die Ziele realistisch? Ist der Behandlungsplan erfolgversprechend?

Prognose: Besteht eine hinreichend günstige Prognose? Wie ist die Motivation und Persönlichkeit der Patienten? Ist die Therapie notwendig und wirtschaftlich?

Die Nichterfüllung bzw. Verneinung eines der oben aufgeführten Punkte stellt gleichzeitig einen Ablehnungsgrund dar. In Kapitel 6 werde ich auf die einzelnen Ablehnungsgründe ausführlicher eingehen. Anhand des KV-Informationsblattes, welches die Gliederung für Ihren Antrag vorgibt, und der Ablehnungsgründe in Kapitel 6 sowie einer Checkliste zu den Gutachterkriterien (s. Anhang) können Sie Ihren Antrag auf die wichtigsten Punkte hin überprüfen.

2.4 Besonderheiten des Antragsverfahrens

Wichtige Aspekte und Fragestellungen in Bezug auf das Antragsverfahren und den Bericht an den Gutachter sind:

- Was muss ich formal beachten? Wie viele Stunden kann ich wann beantragen (Stundenkontingent)? Wie gehe ich bei einem Behandlerwechsel vor? Was mache ich, wenn der Patient vor Ablauf von zwei Jahren nach Abschluss seiner Verhaltenstherapie erneut zu mir kommt?
- Wie verhindere ich Rückfragen der Gutachter?
- Wie sorge für kurze Bearbeitungszeiten?
- Wie verhalte ich mich beim Widerspruchsverfahren?

Wenn Sie sich an die formalen Vorgaben nach den PTR halten und alle nötigen Formulare ausgefüllt beigefügen (PTV-Formulare, aussagekräftiger Konsiliarbericht etc.), verhindern Sie zeitaufwendige Rückfragen der Gutachter – aber auch, wenn Sie folgende Punkte vorab beachten.

2.4.1 Stundenkontingente

Ausgehend von einer Behandlungsdauer von ein bis zwei Jahren (i. d. R. eine Sitzung wöchentlich), sind die Bewilligungsschritte bei 50-minütigen Sitzungen wie folgt (vgl. auch Rüger, Dahm & Kallinke, 2008):

Erstanträge auf LZT[6] (1. Bewilligungsschritt)	45 Einzelsitzungen
1. Fortführung einer LZT nach 45 Std. (2. Bewilligungsschritt)	15 Einzelsitzungen
2. Fortführung einer LZT nach 60 Std. (3. Bewilligungsschritt)	20 Einzelsitzungen

Bei Kindern und Jugendlichen (bei einer Behandlungsdauer von einem halben bis einem Jahr bei i. d. R. einer Sitzung wöchentlich) sind zudem Bezugspersonenstunden

....

6   Langzeittherapie

vorgesehen. Diese Stunden sind dem Umfang der Behandlungsstunden in einem Regelverhältnis von 4:1 anzurechnen (vgl. Rüger, Dahm & Kallinke, 2008, S. 65). Bei einer Gruppentherapie steht dem Patienten das doppelte Stundenkontingent zur Verfügung. Dies bedeutet, dass eine Doppelstunde Gruppentherapie (2 x 50 Minuten) wie eine Einzelstunde angerechnet wird, der Einzelsitzung also gleichgestellt ist.

Probatorische Sitzungen und Leistungen anderer Verfahren (bspw. einer vorangegangenen tiefenpsychologischen Behandlung) werden nicht auf die Bewilligungsschritte mit angerechnet, sodass Ihnen jeweils das volle Stundenkontingent zur Verfügung steht.

Anfang 2009 trat eine neue Verordnung (Bundesbeihilfeverordnung BBhV/ § 21 Verhaltenstherapie) in Kraft, mit der die Beihilfe (Beamtenversorgung) ihr Stundenkontingent an das der gesetzlichen Krankenversicherungen angepasst hat:

Beihilfestunden früher	Beihilfestunden seit 2009
Erwachsene:	Erwachsene:
Erstanträge auf LZT:	Erstanträge auf LZT:
40 Einzelsitzungen	45 Einzelsitzungen
(1. Bewilligungsschritt)	(1. Bewilligungsschritt)
Fortführung einer LZT	Fortführung einer LZT
nach 40 Sitzungen:	nach 45 Sitzungen:
20 Einzelsitzungen (2.	15 Einzelsitzungen
Bewilligungsschritt)	(2. Bewilligungsschritt)
Fortführung einer LZT	Fortführung einer LZT
nach 60 Sitzungen:	nach 60 Sitzungen:
20 Einzelsitzungen	20 Einzelsitzungen
(3. Bewilligungsschritt)	(3. Bewilligungsschritt)
Kinder und Jugendliche:	Kinder und Jugendliche:
Erstanträge auf LZT:	Erstanträge auf LZT:
50 Einzelsitzungen	45 Einzelsitzungen
(1. Bewilligungsschritt)	(1. Bewilligungsschritt)

Fortführung einer LZT nach 50 Sitzungen: 20 Einzelsitzungen (2. Bewilligungsschritt)	Fortführung einer LZT nach 45 Sitzungen: 15 Einzelsitzungen (2. Bewilligungsschritt)
Fortführung einer LZT nach 70 Sitzungen: 20 Einzelsitzungen (3. Bewilligungsschritt)	Fortführung einer LZT nach 60 Sitzungen: 20 Einzelsitzungen (3. Bewilligungsschritt)

Entsprechend der Bundesbeihilfeverordnung (BBhV) vom 14.02.2009 sieht die Beihilfe im Gegensatz zu den gesetzlichen Krankenkassen keine Kurzzeittherapie vor. Der Antrag muss nach den probatorischen Sitzungen gestellt werden. (§ 18 BBhV-Verfahrensanweisung). Allerdings steht dort auch geschrieben: „Von dem Anerkennungsverfahren nach § 18 Absatz 2 [...] ist abzusehen, wenn der Festsetzungsstelle nach den probatorischen Sitzungen die Feststellung der Therapeutin oder des Therapeuten [...] vorgelegt wird, dass die Behandlung bei Einzelbehandlung nicht mehr als zehn Sitzungen sowie bei Gruppenbehandlung nicht mehr als 20 Sitzungen erfordert."

Demnach können zunächst zehn Sitzungen durchgeführt werden, analog zu den 25 Sitzungen Kurzzeittherapie der gesetzlichen Krankenversicherungen; dies allerdings nur, wenn ausreichend begründet wird, dass zehn Sitzungen Einzeltherapie bzw. 20 Sitzungen Gruppentherapie zu einem ausreichenden Behandlungserfolg führen.

Die Beihilfe deckt nicht die gesamten Krankheitskosten. Aktive Beamte erhalten auf ihre eigenen Krankheitskosten eine Beihilfe in Höhe von 50%, Ruhestandsbeamte eine von 70%. Für Krankheitskosten der Ehegatten werden 70% erstattet, für Krankheitskosten der Kinder 80% (BBhV, 2009, § 46 Bemessung der Beihilfe). Der Beamte muss für sich eine ergänzende Vorsorge treffen. In der Regel geschieht dies durch den Abschluss einer Zusatzversicherung (private Krankenversicherung).

Oft werde ich in diesem Zusammenhang gefragt, ob zusätzlich zu dem Bericht an die Beihilfe ein zweiter Bericht bzw. eine zweite Ausfertigung an die private Zusatzversicherung geschickt werden muss. Erfahrungsgemäß orientieren sich die privaten Krankenversicherungen am Bewilligungsbescheid der Beihilfe und übernehmen die vertraglich vereinbarten (prozentualen) Krankheitskosten, die nicht durch die Beihilfe abgedeckt sind. Hierzu muss der Patient im Bedarfsfall bei der privaten Krankenversicherung Auskunft einholen.

Die privaten Krankenversicherungen vereinbaren andere Regelungen, was die Stundenkontingente betrifft. Während die gesetzlichen Krankenkassen bei nachgewiesener Indikation die gesamten Kosten einer Psychotherapie tragen, kommt es bei den privat Versicherten auf die Tarife der Krankenversicherung bzw. die Verträge an, welche die Patienten mit der Versicherung geschlossen haben. So erstatten einige Versicherungen nur 25 oder 30 Sitzungen pro Jahr. Je nach Vertrags- oder Tarifvereinbarung müssen die Patienten gegebenenfalls die Differenz zwischen dem Erstattungsbetrag der Krankenkasse und dem Therapeutenhonorar selbst übernehmen.

2.4.2 Kostenerstattungsverfahren

Das Kostenerstattungsverfahren besagt, dass der Patient als Selbstzahler (d. h. wie ein Privatpatient) behandelt wird. Er bekommt eine Rechnung und lässt sich den erstattungsfähigen Anteil von seiner Krankenkasse zurückzahlen. Patienten, die bei einem Psychotherapeuten in Behandlung sind, der keine Kassenzulassung in einem Richtlinienverfahren hat, müssen ihre Rechnung bei der gesetzlichen Kasse einreichen. Die Krankenkasse übernimmt die Kosten i. d. R. allerdings nur, wenn sie diesem Vorgehen vor Therapiebeginn schriftlich zugestimmt hat. Sollte ein formloser Antrag nicht ausreichen oder die Krankenkasse explizit einen begründeten Antrag fordern, so ist der Antrag mit einem Bericht an den Gutachter zu begründen.

Damit die Krankenkasse die Kosten übernimmt, müssen jedoch bestimmte Voraussetzungen erfüllt sein.

§ 13 Absatz 3 SGB V formuliert die Versorgungspflicht der gesetzlichen Krankenversicherungen, die gegebenenfalls über die Versorgungskapazitäten der Vertragspsychotherapeuten hinausgeht. Wenn in Ihrer Region ein Patient innerhalb einer zumutbaren Wartezeit keinen Behandler findet, dann greifen diese gesetzgeberischen Vorgaben. Das heißt, dass die Patienten ein Recht auf eine außervertragliche Therapie haben, wenn die in Kapitel 2.2 genannten Voraussetzungen erfüllt sind. Dabei müssen die rechtlichen Rahmenbedingungen zur therapeutischen Arbeit ohne Vertragspsychotherapeutensitz beachtet werden. Auch im Kostenerstattungsverfahren dürfen nur richtlinienkonforme Leistungen und Verfahren (Verhaltenstherapie, tiefenpsychologisch fundierte Psychotherapie, analytische Psychotherapie) gewährt werden, und es muss eine Notwendigkeitsbescheinigung vorliegen sowie ein Nachweis bzw. eine Ausführung des Patienten, warum keine Therapie bei einem kassenzugelassenen Psychotherapeuten durchgeführt werden kann.

Zunächst müssen Sie bzw. der Patient bei seiner Krankenkasse nachfragen, ob eine Notwendigkeitsbescheinigung benötigt wird und wer sie ausstellen soll. In den meisten Fällen kann das der Arzt machen, der auch den Konsiliarbericht ausstellt (Hausarzt, Psychiater). Die Notwendigkeitsbescheinigung ist eine schriftliche Bescheinigung der Notwendigkeit/Dringlichkeit einer psychotherapeutischen Behandlung. Der Konsiliarbericht ist zusätzlich erforderlich.

Die Patienten sollten sich von mehreren kassenzugelassenen Psychotherapeuten bescheinigen lassen, dass diese innerhalb der nächsten Zeit[7] keinen Therapieplatz frei haben, oder zumindest die Anfragen dokumentieren (Telefonnotiz etc.). Die Liste der Therapeuten (mit oder ohne Bescheinigung) mit zu langen Wartezeiten oder Aufnahmestopps werden dann mit dem Antrag auf Kostenerstattung (s. u.) an die Kasse geschickt.

Wenn der Patient alle Unterlagen beisammenhat, kann der Antrag auf Kostenerstattung für Psychotherapie erfolgen. Diesem sind die Belege des Patienten, die Notwendigkeitsbescheinigung, der Bericht an den Gutachter und der Konsiliarbericht beizufügen. Die Behandlung kann dann nach Kostenzusage der Krankenkasse beginnen.

2.4.3 Neuantrag innerhalb der Zweijahresfrist

Viele Therapeuten sind der Meinung, dass nach der Beendigung einer Therapie innerhalb von zwei Jahren keine neue Therapie beantragt werden kann oder darf. Das ist falsch. Ein neuer Antrag auf Psychotherapie innerhalb des Zweijahresintervalls ist nur stets gutachterpflichtig.

Dr. Andreas Dahm von der KBV (persönl. Mitteilung, 2010) meint hierzu: „Die Bestimmung in § 11 Abs. 4 der Psychotherapievereinbarungen besagt, dass jede Therapie, die innerhalb von zwei Jahren nach Beendigung einer vorhergehen-

---

7 Das Bundessozialgericht hat in einem Gerichtsurteil (BSG, Az. 6 RKa 15/97) festgelegt, dass die zumutbare maximale Wartezeit bei Erwachsenen sechs Wochen (im Einzelfall auch bis zu drei Monate) beträgt.

den Therapie beantragt wird, gutachterpflichtig ist. Dabei ist unerheblich, ob es sich um eine Kurzzeittherapie oder um eine Langzeittherapie handelt."

Aber wie verhält es sich, wenn der Patient nach einer absolvierten Kurzzeittherapie und beispielsweise innerhalb eines Zeitraums von einem Jahr erneut in die Therapie kommt? Ist dann eine Umwandlung oder ein Neuantrag zu stellen? Hierbei kommt es darauf an, ob die Therapie beendet wurde. Nach Dr. Andreas Dahm ist ausschlaggebend, dass die vorherige Therapie als beendet angesehen wird. „Dann kann per Definition auch kein Umwandlungs- oder Fortführungsantrag gestellt werden, da eine beendete Therapie weder umgewandelt noch fortgeführt werden kann." (A. Dahm, persönl. Mitteilung, 2010)

Es muss also in solchen Fällen ein Neuantrag gestellt werden, der auf jeden Fall mit einem Bericht an den Gutachter begründet werden muss.

Anders verhält es sich, wenn eine Therapie nur unterbrochen wurde (bspw. durch eine längere Pause aufgrund von Urlaub, Abwesenheit, Krankheit, Klinikaufenthalten etc.). Dann gilt nach § 11 Abs. 13 der Psychotherapievereinbarungen: „Die Unterbrechung einer laufenden Psychotherapie für einen Zeitraum von mehr als einem halben Jahr ist nur zulässig, wenn sie besonders begründet wird" (Rüger, Dahm & Kallinke, 2008, S. 126).

Wenn der Fall einer Fortführung der Therapie vorliegt (Fortführung nach 25, 45 oder 60 Stunden), ist es zur Vermeidung von Rückfragen und einer erneuten schriftlichen Stellungnahme dringend ratsam, dem Gutachter die Gründe der längeren Unterbrechung mitzuteilen (z. B. Umzüge, Urlaub, Fortbildung, Auslandsjahr etc.).

Bei einer zu langen Unterbrechung oder wenn die Stundenfrequenz sich über einen sehr langen Zeitraum erstreckt (z. B. 45 Stunden, die innerhalb von zwei Jahren abgehalten werden), kann der Gutachter dies als niederfrequente Therapie verstehen, was wiederum einer besonderen Begründung bedarf. Aufgrund bestimmter Lebensumstände (besondere Belastungen, die eine zeitliche Überforderung für den Patienten darstellen, z. B. Erkrankung) kann es durchaus erforderlich sein, die Therapie vorübergehend niederfrequent durchzuführen. In diesen Ausnahmesituationen ist eine Halbierung der Leistung (z. B. Sitzungsdauer von 25 Minuten und damit Verdoppelung der Sitzungszahl innerhalb des Kontingents auf maximal 160 Sitzungen) oder eine Verminderung der Sitzungsfrequenz (mit z. B. zwei oder einer Sitzung monatlich) möglich.

2.4.4 Therapeuten- oder Verfahrenswechsel

Viele Kollegen übernehmen bei einem Behandlerwechsel (mit gleichem Therapieverfahren) die Reststunden vom Vortherapeuten, was aber nach den PTR nicht vorgesehen ist, da den Therapeuten bei einem Wechsel „grundsätzlich das volle Kontingent der Richtlinien für das gewählte Verfahren zur Verfügung" steht (Rüger, Dahm & Kallinke, 2008, S. 67). Die Reststunden sind zudem zahlenmäßig unzureichend, sodass ein erneuter Antrag mit Bericht an den Gutachter notwendig ist. Bei Kurzzeittherapien kann es laut Rüger et al. (2008) vom Einzelfall abhängig sein, ob die neu beantragte Kurzzeittherapie innerhalb der Zweijahresfrist von einem Gutachter geprüft wird.

Bei einem Verfahrenswechsel verhält es sich folgendermaßen: Wechselt ein Patient von einer tiefenpsychologischen oder analytischen Therapie zu einer Verhaltenstherapie (und umgekehrt), können die probatorischen Sitzungen und die Kurzzeittherapie ohne Gutachterpflicht wiederholt werden (vgl. Rüger, Dahm & Kallinke, 2008, S. 67).

2.4.5 Gruppentherapie

Entsprechend den Richtlinien kann eine Gruppentherapie ausschließlich in Kombination mit einzeltherapeutischen Stunden durchgeführt werden. Wird zuerst eine Einzeltherapie durchgeführt und anschließend eine Gruppentherapie, so kann die Kurzzeittherapie je nach Einzelfall wiederholt werden, wird aber ggf. gutachterpflichtig. Beim Wechsel einer Kurzzeit-Einzeltherapie in eine Langzeit-Gruppentherapie wird die Kurzzeittherapie nicht unbedingt angerechnet und vom Gutachter je nach Einzelfall beurteilt (vgl. auch Rüger et al., 2008, S. 67 und 87).

2.5 Der fertige Antrag auf dem Weg zum Gutachter

Sie haben in den vorangegangenen Kapiteln erfahren, welche inhaltlichen und formalen Kriterien im Gutachterverfahren wichtig sind, was Sie inhaltlich beachten müssen und welche formalen Voraussetzungen Sie erfüllen müssen. Sie haben Ihren Antragsbericht nun erstellt und wollen ihn bei der Krankenkasse einreichen. Was müssen Sie beachten?

Der Gesamtumschlag für die Krankenkasse sollte enthalten:

- Antrag des versicherten Patienten an die Kasse (PTV 1)
- Angaben des Therapeuten (PTV 2; Ausfertigung für die Krankenkasse)
- Versiegelter, gelber Umschlag für den Gutachter (VT 8) mit:
  - Bericht an den Gutachter,
  - Angaben des Therapeuten (PTV 2; Ausfertigung für den Gutachter),
  - anonymisiertem Durchschlag des Konsiliarberichts[8].

Die Angaben des Therapeuten zum Antrag des Versicherten (PTV 2) liegen in dreifacher Ausfertigung vor: für die Krankenkasse, für den Therapeuten und für den Gutachter.

Der Konsiliarbericht liegt als Original mit einem Durchschlag vor. Der Durchschlag des ausgefüllten Konsiliarberichts mit anonymisiertem Adressfeld muss dem Umschlag für den Gutachter beigelegt werden (falls kein anonymisierter Durchschlag vorhanden ist, muss das Adressfeld des Patienten geschwärzt werden).

Der Umschlag an den Gutachter (VT 8) muss den Unterlagen verschlossen beigefügt werden, da er nur vom Gutachter, nicht aber von der Krankenkasse geöffnet werden darf.

---

8   Dies gilt für die Psychologischen Psychotherapeuten und Kinder- und Jugendlichenpsychotherapeuten. Psychotherapeutisch tätige Ärzte benötigen keinen Konsiliarbericht.

3. Aufbau und Inhalt des Berichtes

Die Gliederung bzw. inhaltliche Gestaltung der Berichte soll entsprechend dem Informationsblatt der Kassenärztlichen Vereinigung (KV, „Informationsblatt zum Erstellen des Berichtes für Verhaltenstherapie") erfolgen. Der Bericht wird in freier Form und gegliedert in die numerischen Abschnitte des Informationsblattes, aber *ohne* die Wiederholung der Überschriften der Abschnitte erstellt.

3.1 Bericht zum Kurzzeittherapieantrag

Die Berichte zu den Kurzzeittherapieanträgen sollten eine bis anderthalb DIN-A4-Seiten nicht überschreiten. Entsprechend den Psychotherapierichtlinien gibt es drei Indikationen für die Begründung einer Kurzzeittherapie:

1. Bei Krisenintervention
2. Wenn von einem ausreichenden Behandlungserfolg ausgegangen werden kann.
3. Zur Überprüfung der Indikation für eine Langzeittherapie (LZT, z. B. zur Klärung der Motivation, bei bisher gescheiterten Therapien und bei chronischer Erkrankung, bei mangelndem intellektuellem Niveau).

> **Der Bericht zum Kurzzeittherapieantrag umfasst folgende Punkte:**
>
> 1. Beschwerden, Zeitpunkt und Anlass der Symptombildung
> 2. Problemrelevante Angaben zur Vorgeschichte
> 3. Psychische Symptomatik und psychischer Befund
> 4. Somatische Symptomatik und somatischer Befund
> 5. Verhaltensanalytische Problemdefinition (Störungsmodell)
> 6. Diagnose(n) (ICD-10)
> 7. Therapieziele und Prognose
> 8. Therapieplan inkl. Begründung der Indikation und der wesentlichen Interventionen

Die genannten Punkte des Kurzzeitherapieantrages erläutere ich im nachfolgenden Abschnitt 3.2. Die Inhalte gleichen sich im Wesentlichen.

3.2 Bericht zum Erst- oder Umwandlungsantrag[9] auf Langzeittherapie (für kurzzeittherapiebefreite Therapeuten)

Der Bericht zum Erst- oder Umwandlungsantrag auf Langzeittherapie umfasst:

1. Angaben zur spontan berichteten und erfragten Symptomatik
2. Lebensgeschichtliche Entwicklung des Patienten und Krankheitsanamnese
3. Psychischer Befund zum Zeitpunkt der Antragstellung
4. Somatischer Befund bzw. Konsiliarbericht
5. Verhaltensanalyse
6. Diagnose zum Zeitpunkt der Antragstellung
7. Therapieziele und Prognose
8. Behandlungsplan
9. Umwandlung von Kurzzeittherapie (KZT) in Langzeittherapie (LZT)

1. Angaben zur spontan berichteten und erfragten Symptomatik

KV-Informationsblatt:
„Schilderung der Klagen des Patienten und der Symptomatik zu Beginn der Behandlung möglichst mit wörtlichen Zitaten ggf. auch Bericht der Angehörigen/Bezugspersonen des Patienten. (Warum kommt der Patient zu eben diesem Zeitpunkt und durch wen veranlasst?)"

Das geschilderte Krankheitsbild, die Symptomatik, muss entsprechend der Diagnose in Punkt 6 nachvollziehbar sein. Schildern Sie den Beginn und mögliche Auslöser der Erkrankung. Haben Sie *krankheitswertige* Symptome beschrieben?

Beispiel:
Wenn Sie berichten, dass der Patient nach einer Trennung, die er nicht verarbeiten kann, zur Therapie kommt, aber keine ausreichende krankheitswertige Symptomatik

....

9 Das aktuelle Informationsblatt sowie die Antragsformulare finden Sie zum Download unter www.kbv.de/service/6253.html.

vorliegt bzw. diese nicht beschrieben wird, besteht keine Indikation für eine Psychotherapie. Der Gutachter muss davon ausgehen, dass es sich nur um die Bewältigung
einer Trennung handelt. Dies gehört zur allgemeinen Lebensbewältigung und recht-
fertigt keine Kostenübernahme durch die Krankenkasse. Anders ist es, wenn Sie
berichten, welche krankheitswertige Symptomatik sich anhand einer ICD-10-Dia-
gnose vor dem Hintergrund der Trennung entwickelte (vgl. auch Kap. 6).

2. Lebensgeschichtliche Entwicklung des Patienten und Krankheitsanamnese

Gehen Sie strukturiert vor, und beschreiben Sie in gegliederten Abschnitten zunächst die *Familienanamnese/Kindheitsgeschichte* mit den prägenden Beziehungen
in der Kindheit des Patienten: die Eltern, deren Beziehung zueinander, die familiäre Atmosphäre und in diesem Zusammenhang die kindliche Lerngeschichte.
Gab es frustrierende oder traumatisierende Ereignisse (Scheidung der Eltern,
schwere Erkrankung, Todesfälle etc.) oder entsprechendes Verhalten in der Lebensgeschichte? Beschreiben Sie dann die Entwicklung des *Sozialverhaltens (Peergroup)*,
die *schulische und berufliche Entwicklung* (einschließlich der aktuellen beruflichen
Situation) und das Leistungsverhalten des Patienten. Gehen Sie im nächsten
Abschnitt über zur Beschreibung der *partnerschaftlichen und sexuellen Entwicklung*.
Wie sieht die aktuelle Lebenssituation des Patienten aus?

Falls therapierelevant, ist auch eine Beschreibung der *gesundheitlichen Entwicklung* möglich. Hierzu gehört eine Krankheitsanamnese, die die körperliche
Entwicklung, Erkrankungen und Klinikaufenthalte beschreibt. Wichtig sind in
diesem Zusammenhang auch Alkohol-, Drogen- und Nikotinkonsum sowie die
aktuelle Medikation (insbesondere die eingenommenen Psychopharmaka) und bisherige Psychotherapien mit Angabe des Zeitpunkts und Umfangs.

Vorangegangene Psychotherapien sind vor allem von Bedeutung, wenn sie
schon einige Jahre zurückliegen. Die letzten Jahre sollten Sie erwähnen und kurz
Folgendes erläutern: Wie lange dauerte die Behandlung? Was waren die Gründe für
die Therapie? Welchen Erfolg erzielte sie? Gab es Klinikaufenthalte und Berichte,
die Sie angefordert haben und eventuell dem Antragsbericht anonymisiert beifügen
können? Durch genaue Angaben hierzu und einen Auszug aus der Krankenakte
können Sie Rückfragen der Gutachter vermeiden.

Während meiner Beratungstätigkeit tauchte häufig die Frage auf, welche
Informationen aus welchem Zeitraum dem Gutachter von den Krankenkassen zur

Verfügung gestellt werden. Die telefonische Anfrage bei verschiedenen Krankenkassen ergab im Wesentlichen das gleiche Ergebnis: Die Gutachter bekommen einen aktuellen Ausdruck aus der Krankenakte (nach Auskunft der Sachbearbeiter und, wie es die PTR vorschreiben, ohne personenbezogene Daten). Bei stationären Aufenthalten umfasst der Auszug aus der Krankenakte die letzten fünf Jahre, bei ambulanten Behandlungen, Arbeitsunfähigkeit und Erwerbsunfähigkeit die letzten zwei Jahre der Krankengeschichte. Lediglich eine der von mir befragten Krankenkassen berichtete, dass sie dem Gutachter den kompletten Ausdruck des Krankenblattes ohne Jahresbeschränkung mitschickt. Beachten Sie, dass Widersprüche bezüglich der Angaben in der Krankenakte und Ihrem Bericht zur Ablehnung führen können.

Oft ergeben sich beim Schreiben der Biografie schon Hinweise darauf, was das symptomauslösende Lebensereignis ist. Beschränken Sie sich dabei auf das für die Therapie *Wesentliche*. Machen Sie nur Angaben, die für die Verhaltensanalyse und Therapieplanung relevant sind. Weniger ist mehr!

Beispiel:
Wenn es keine Auffälligkeiten in der sexuellen Entwicklung gab und das Störungsbild bzw. die Diagnose hierzu keine Angaben fordert, brauchen Sie diese auch nicht zu skizzieren. Generell soll *gezielt diagnose- und problembezogen eine Auswahl und Beschränkung auf die Informationen* erfolgen, die für das Verständnis der Erkrankung, die Behandlung und die Prognose von Bedeutung sind.

3. Psychischer Befund zum Zeitpunkt der Antragstellung

KV-Informationsblatt:
„(Testbefunde, sofern sie für die Entwicklung des Behandlungsplans und für die Therapieverlaufskontrolle relevant sind)

a) Aktuelles Interaktionsverhalten in der Untersuchungssituation, emotionaler Kontakt

b) Intellektuelle Leistungsfähigkeit und Differenziertheit der Persönlichkeit

c) Psychopathologischer Befund (z. B. Bewusstseinsstörungen, Störungen der Stimmungslage und der Affektivität, Störungen der mnestischen Funktionen, Wahnsymptomatik, suizidale Tendenzen)."

Neben dem äußeren Erscheinungsbild und Interaktionsverhalten in der Therapiesituation sollten die wesentlichen für die Diagnosestellung relevanten ICD-10-Kriterien beschrieben sein: Affektivität, Antrieb, formale und inhaltliche Denkstörungen, Ängste und Zwänge, Aufmerksamkeit und Gedächtnis, Intelligenz, Ich-Störungen, Sinnestäuschungen, Wahnsymptomatik, dazu weitere Symptombereiche wie Aggressivität, vegetative Symptome, Körperschemastörungen, Suchtverhalten, suizidale Tendenzen und Symptome einer Persönlichkeitsstörung.

Erläuterung:
Bei einer depressiven Störung ist die Stimmung immer depressiv herabgesetzt. Hier ist aus dem Kontext zu entnehmen, ob es sich um eine leichte, mittelgradige oder starke Verstimmung handelt. Bei einem anderen Störungsbild muss auf das Gesamtbild geachtet werden, so kann z. B. bei einer Angststörung das übrige Gefühlsspektrum normal sein. Gibt es keine Auffälligkeiten oder Besonderheiten zu berichten, können Sie dies auch so benennen.

4. Somatischer Befund bzw. Konsiliarbericht

KV-Informationsblatt:
„Das Ergebnis der körperlichen Untersuchung, bezogen auf das psychische und somatische Krankheitsgeschehen, ist mitzuteilen. Der somatische Befund soll nicht älter als 3 Monate sein. Die Mitteilung des körperlichen Befundes ist grundsätzlich erforderlich. Falls die Untersuchung nicht vom ärztlichen Psychotherapeuten selbst durchgeführt wird, müssen Angaben zum somatischen Befund eines anderen Arztes, evtl. auch zu dessen Therapie (ggf. gebietsbezogen) beigefügt werden. Bei Psychologischen Psychotherapeuten oder Kinder- und Jugendlichentherapeuten muss der Konsiliarbericht eines Arztes beigefügt werden."

Der Konsiliarbericht dient dem Ausschluss somatischer Ursachen für die psychische Störung. Jeder Arzt ist berechtigt, einen Konsiliarbericht auszustellen. Viele Patienten bevorzugen den Hausarzt, sinnvoll ist es aber, den Konsiliarbericht vom mitbehandelnden Psychiater (falls vorhanden) ausstellen zu lassen.

Die Psychologischen Psychotherapeuten können in ihrem Bericht an den Gutachter unter Punkt 4 auf den Konsiliarbericht und/oder Klinikberichte verweisen. Standard bei den Psychologischen Psychotherapeuten ist die Formulierung „siehe/vergleiche auch Konsiliarbericht". Die ärztlichen Psychotherapeuten benötigen keinen Konsiliarbericht, sondern fügen das Ergebnis der körperlichen Untersuchung an. Gibt es darüber keine Informationen, so können sie schreiben, dass keine somatischen Ursachen oder keine Befunde vorliegen (Standardformulierung: „Keine für die Psychotherapie relevanten körperlichen Befunde").

5. Verhaltensanalyse

KV-Informationsblatt:
„Beschreibung der Krankheitsphänomene, möglichst in den vier Verhaltenskategorien: Motorik, Kognitionen, Emotionen und Physiologie. Unterscheidung zwischen Verhaltensexzessen, Verhaltensdefiziten und qualitativ neuer spezifischer Symptomatik in der Beschreibung von Verhaltensstörungen.
Funktions- und Bedingungsanalyse der für die geplante Verhaltenstherapie relevanten Verhaltensstörungen in Anlehnung an das S-O-R-K-C Modell mit Berücksichtigung der zeitlichen Entwicklung der Symptomatik.
Beschreibung von Verhaltensaktiva und bereits entwickelten Selbsthilfemöglichkeiten und Bewältigungsfähigkeiten. Wird die Symptomatik des Patienten durch pathogene Interaktionsprozesse aufrechterhalten, ist die Verhaltensanalyse auch der Beziehungspersonen zu berücksichtigen."

Die Verhaltensanalyse wird abgeleitet von der berichteten Symptomatik und der lebensgeschichtlichen Entwicklung. Auch der psychopathologische Befund kann hierzu Informationen liefern (Punkt 1 bis 3). Dabei ist für jeden Patienten ein individuelles Störungsmodell zu erstellen, welches zum Ziel hat, seine Verhaltensstörung verstehen, erklären und beschreiben zu können, um schließlich ein individuelles Behandlungskonzept zu erstellen, das der Heilung des Patienten dient. Wie denkt, fühlt und handelt der Patient in bestimmten Situationen, und wie ist seine Wahrnehmung?

In der Verhaltensanalyse gilt es, ein differenziertes (sowie multifaktorielles) Störungsbild zu erklären, welches verschiedene prädisponierende Faktoren berücksichtigt. Es könnten z. B. psychosoziale, genetische oder physiologische Faktoren eine Rolle spielen oder auch Faktoren, die erlernt wurden (z. B. erlernte Hilflosigkeit oder negative kognitive Schemata).

Bei der Verhaltensanalyse ist es daher wichtig, auch die Lerngeschichte zu erfassen. Dafür legt man eines der lerntheoretischen Modelle zugrunde (z. B. Klassische Konditionierung, Operante Konditionierung oder Lernen am Modell).

Zur Beschreibung einer Verhaltensanalyse gehören:

a) **Makroanalyse:** eine vertikale Verhaltensanalyse, die die Entstehungsbedingungen (auch Bedingungsanalyse) und aufrechterhaltende Bedingungen (auch Funktionsanalyse) beschreibt.

b) **Mikroanalyse:** eine Verhaltensanalyse, die die Auslösebedingungen der Symptome in konkreten Situationen beschreibt und im S-O-R-K-C-Schema dargestellt wird.

Es ist sinnvoll, zunächst eine Makroanalyse und anschließend die Mikroanalyse mit dem S-O-R-(K)-C-Schema zu erstellen, da die Makroanalyse zunächst die grundlegenden Lernbedingungen erklärt und so einen Überblick über das große Ganze gibt. Darauf aufbauend führt die Mikroanalyse in die Tiefe und stellt das Verhalten des Patienten am Beispiel konkreter Situationen dar.

a) Makroanalyse

Die Makroebene beschreibt das Verhalten bzw. Symptom, ausgelöst in einer problematischen Lebenssituation (Bedingungsanalyse). In der Makroanalyse werden zunächst die *Bedingungen für die Entstehung der Störung* und das erstmalige Auftreten biografisch analysiert (lebens- und lerngeschichtliche Entwicklung, Erfahrungen). Es wird dargelegt, was die aktuell *aufrechterhaltenden* Bedingungen sind und welche *Funktion die Störung* hat (Funktionsanalyse). Dabei beschreibt die Funktionsanalyse, warum der Patient sein Verhalten situationsübergreifend beibehält, welchen Zweck es erfüllt und inwiefern der Patient von seinem Verhalten profitiert (z. B. verhindert ein Angstsyndrom den gefürchteten Weg in die Eigenständigkeit, oder es zeigt sich bei einer somatoformen Erkrankung ein sekundärer Krankheitsgewinn durch übermäßige Zuwendung).

Neben den Entstehungs- und aufrechterhaltenden Bedingungen sind auch die *Auslösebedingungen* (Trennung vom Partner, Kündigung am Arbeitsplatz etc.), Ressourcen (Verhaltensaktiva) sowie Verhaltensdefizite (z. B. Rückzug, keine Sozialkontakte) und Verhaltensexzesse (z. B. Trinken, Jammern) zu nennen.

b) Mikroanalyse

Bei der Mikroanalyse wird *konkretes* Verhalten in *konkreten* Situationen beschrieben: Wie äußert sich die Symptomatik des Patienten in einer konkreten Situation?

In einer Mikroanalyse wird das symptomatische Verhalten mit seinen Auslösern und Konsequenzen detailliert beschrieben. Außerdem werden die Häufigkeit, Dauer und Intensität der Probleme (Verhaltensexzess, Verhaltensdefizit, Ressourcen) aufgeführt.

Dies stellen Sie am besten mit einem Bedingungsmodell wie dem S-O-R-(K)-C-Schema nach Kanfer und Saslow (1965) dar.

S (Stimulus)
bezeichnet eine äußere oder innere Reizsituation, die das entsprechende Verhalten auslöst.

Beispiele: Verlust des Arbeitsplatzes, Konflikte mit dem Partner etc.

O (Organismus)
bezeichnet die individuellen biologischen, genetischen und lerngeschichtlichen Ausgangsbedingungen bzw. Charakteristika der Person auf den Stimulus. Ebenso den Gesundheitszustand, genetische Dispositionen etc.

Beispiele: Erhöhte Stressreagibilität, Grundannahme, wertlos zu sein, sich maximal anstrengen zu müssen, um Anerkennung zu erfahren, aber auch Stoffwechselstörungen bei Adipositas.

R (Reaktion)
bezeichnet das beobachtbare Antwortverhalten, welches dem Stimulus und seiner Verarbeitung im Organismus folgt, auf den vier Ebenen:
*   R (behavioral), oft auch bezeichnet als R (motorisch) für beobachtbares Verhalten
*   R (emotional)
*   R (physiologisch)
*   R (kognitiv)

Beispiele:
*   Rbehavioral (Rbehav): Rückzugsverhalten

- Remotional (Remot): Gereiztheit, Minderwertigkeitsgefühle, Niedergeschlagenheit
- Rphysiologisch (Rphys): Magenprobleme
- Rkognitiv (Rkog): Gedanken wie z. B. „Immer mache ich alles falsch", „Ich bin nichts wert" etc.

K (Kontingenz)

bezeichnet die zeitliche Aufeinanderfolge des Verhaltens bzw. der Verhaltensweisen oder Reaktionen (darf nicht mit der Konsequenz verwechselt werden). Die K-Variable steht für die Regelmäßigkeit des Auftretens einer bestimmten positiven oder negativen Konsequenz, gefolgt auf ein Verhalten (z. B. Problemverhalten zeigt sich: manchmal, durchgängig, kurzfristig, intermittierend).

Beispiel: Der Patient reagiert beim Auftreten der Angst durchgängig (K) mit Vermeidung (R), da dieses Vermeidungsverhalten verstärkt wird (negative Verstärkung), sobald die Angst abflaut.

Die K-Variable spielt bei dem S-O-R-K-C-Schema in den Antragsberichten keine wesentliche bzw. eine nur untergeordnete Rolle (vgl. auch Margraf & Schneider, 2009). Im nachfolgenden Beispiel zum S-O-R-(K)-C-Schema habe ich diese deshalb in Klammern gesetzt. Beim Verfassen der Antragsberichte wird die K-Variable oft nicht aufgeführt, sondern nur die Konsequenzen (C), d.h., welche kurzfristigen und langfristigen Folgen ein Verhalten hat. Dies macht meiner Meinung nach auch Sinn, da es für die Verhaltensanalyse und die Ableitung einer Therapieplanung ausreichend ist.

Anders verhält es sich in der Kinder- und Jugendlichenpsychotherapie. Hier ist die Beschreibung der Verstärkungsprozesse im Antragsbericht notwendig und sinnvoll, da Verstärkerpläne vermehrt in der Therapie von Kindern und Jugendlichen zum Einsatz kommen.

C (Konsequenz)

bezieht sich auf das Einsetzen einer Verstärkung oder Bestrafung als Folge eines Verhaltens. Unter dem Aspekt der Konsequenzen werden die aufrechterhaltenden Faktoren von R beschrieben, z. B. kann R kurzfristig Erleichterung, Zuwendung, Aufmerksamkeit etc. bringen. Es können aber auch negative Konsequenzen auftreten, wie z. B. Selbstzweifel oder das Aufrechterhalten dysfunktionaler Verhaltensweisen.

Beispiel: Kurzfristige Verminderung der Angst durch Vermeidung der angstauslösenden Situation. Reduktion der Anspannung durch die Aufmerksamkeit der

Partnerin (sekundärer Krankheitsgewinn). Langfristig bleibt die Symptomatik jedoch bestehen und verstärkt sich, das Selbstwertgefühl sinkt deutlich.

Arten von Konsequenzen

Es gibt mehrere Arten von möglichen Konsequenzen (C), die bestimmten Verstärkungsprozessen entsprechen.

	Darbietung eines Verstärkers	Verlust/Entzug eines Verstärkers
Positiver Reiz	positive Verstärkung C+	indirekte Bestrafung C⁄
Folge	Auftrittswahrscheinlichkeit steigt ↑	Auftrittswahrscheinlichkeit sinkt ↓
Negativer Reiz	direkte Bestrafung C-	negative Verstärkung C⁄
Folge	Auftrittswahrscheinlichkeit sinkt ↓	Auftrittswahrscheinlichkeit steigt ↑

C+

Positive Verstärkung (z. B. Zuwendung, Anerkennung, Belohnung) hat zur Konsequenz, dass sich die Wahrscheinlichkeit für das auftretende Verhalten erhöht. Positive Verstärkung heißt: Jemand zeigt ein Verhalten verstärkt, weil er etwas Angenehmes dafür bekommt.

Positive Konsequenz (C+)   ↔   Positive Verstärkung (R↑)

C⁄

Negative Verstärkung: Wegfall von etwas Unangenehmem (z. B. Verringerung der Angstgefühle bei Vermeidung, Flucht, Rückzug). Negative Verstärkung heißt: Jemand zeigt verstärkt ein Verhalten, weil er dadurch etwas Unangenehmes beenden oder vermeiden kann.

Negative Konsequenz (C-)   ↔   Direkte Bestrafung (R↓)

C-

Direkte Bestrafung: negative Konsequenz. Ein aversiver Reiz folgt auf das Verhalten, was zur Konsequenz hat, dass sich das auftretende Verhalten reduziert (z. B. Ohrfeige oder aber auch Konflikte als Antwort auf das gezeigte Verhalten).

Wegfall von negativen Konsequenzen (C↗)   ↔   Negative Verstärkung (R↑)

C↯

Indirekte Bestrafung: Wegfall einer positiven Konsequenz. Dies wirkt im Sinne einer Bestrafung und verringert das Auftreten des Verhaltens (z. B. Liebesentzug, Fernsehverbot).

Wegfall von positiven Konsequenzen (C↯)   ↔   Indirekte Bestrafung (R↓)

(Modifiziert nach Margraf & Schneider, 2009)

Oft wird die C-Variable aus dem S-O-R-K-C-Schema mit den Verstärkern (vgl. Tabelle, S. 34) in einen Topf geworfen, wodurch es immer wieder zu Missverständnissen kommt, z. B. da die C-Variable („Consequences") mit den Verstärkern (C+, C-, C↗ und C↯) gleichgesetzt wird.

Die C-Variable im S-O-R-K-C-Modell bezieht sich jedoch auf die kurz- und langfristigen Konsequenzen, die aus R resultieren. Die Konsequenz wird erst dann ein Verstärker, wenn die Reaktionsrate als Funktion der Konsequenz beschrieben wurde. So handelt es sich z. B. um eine negative Verstärkung (C↗), wenn das reaktionskontingente Ausbleiben einer Konsequenz die Auftretenswahrscheinlichkeit einer Reaktion erhöht.

Deutlich wird das bei der Bezeichnung von C im Antragsbericht unter Punkt 5 des S-O-R-K-C-Schemas: Die im S-O-R-K-C-Schema zu Beginn stehenden Variablen (s. u.) sind nicht mehr eindeutig. Dass hier Bezug auf die Konsequenzen (C) genommen wird und nicht auf die Verstärkung, ist missverständlich. Es müsste folglich getrennt aufgeführt werden:

Ckf (für kurzfristige Konsequenzen): Kurzfristig werden belastende Situationen vermieden (C↗)

anstelle

C↗: Vermeidung belastender Situationen

bzw.

Clf (für langfristige Konsequenzen): Langfristig bleibt die Symptomatik bestehen und verstärkt sich

anstelle

C-: Langfristig bleibt die Symptomatik bestehen

Wenn die Symptomatik zunimmt, ist dies zweifelsohne eine negative Konsequenz, aber keine direkte Bestrafung. So folgt zwar ein aversiver Reiz auf das Verhalten, aber das auftretende Verhalten wird dadurch nicht seltener, sondern verstärkt sich im Sinne eines Teufelskreises – und genau hierin besteht das Missverständnis. Deshalb ist im Nachfolgenden zum besseren Verständnis die C-Variable aufgeführt als „Ckf" und „Clf" für kurz- und langfristige Konsequenzen.

Ein vollständiges funktionales Bedingungsmodell anhand des S-O-R-(K)-C Schemas am Beispiel von Mobbing am Arbeitsplatz zeigt die folgende Aufstellung:

S	Konflikte am Arbeitsplatz, Versetzung (äußerer Stimulus), negative Erwartung in Bezug auf die neue Abteilung, Versagensängste sowie Angst vor den Reaktionen der Kollegen (innerer Stimulus).
O	Bluthochdruck, negatives Selbstkonzept, überhöhte Anpassungs- und Leistungsstandards, erhöhte Stressreagibilität.
R(kognitiv)	Dysfunktionale Gedankengänge bzgl. des Selbstwerts, sozialer Interaktionen und der Zukunft („Ich bin ganz allein", „Niemand versteht mich", „Meine Kollegen mögen mich nicht, mobben mich", „Andere schauen auf mich herab", „Ich kann mir nicht helfen").
R(emotional)	Niedergeschlagenheit, Hoffnungslosigkeit, Freudlosigkeit, Minderwertigkeitsgefühle, Wut, Versagensängste.
R(behavioral)	Vermeidende und depressive Verhaltensweisen, z. B. Konfliktvermeidung, Probleme ignorieren, Selbstabwertung, soziale Hemmung und Rückzug (Verkriechen, Wegrennen).
R(physiologisch)	Anspannung, Erschöpfung, Schlafstörungen, Kopfschmerzen.

Ckf (kurzfristige Konsequenzen)	Vermeidung belastender Situationen (C ↗), Verstärkung negativer Erwartungen.
Clf (langfristige Konsequenzen)	Aufmerksamkeit durch die Partnerin (sekundärer Krankheitsgewinn; C+), Symptomatik verstärkt sich, alternative Bewältigungsstrategien können nicht erprobt werden.

[K (Verstärkerbilanz kontinuierlich, kurzfristig, langfristig): Der Patient reagiert durchgängig mit Vermeidung auf die Konflikte am Arbeitsplatz (negative Verstärkung)]

Sie können beim Schreiben demnach folgendermaßen strukturiert vorgehen:
Verfassen Sie einen Fließtext zur Bedingungsanalyse und beschreiben Sie zunächst das Problem des Patienten mit

- den Entstehungsbedingungen,
- der Lerngeschichte,
- den aufrechterhaltenden Bedingungen,
- den auslösenden Bedingungen (Verstärkerverlust?),
- der Funktion der Störung (Krankheitsgewinn?),
- den Ressourcen und Verhaltensdefiziten/Verhaltensexzessen[10].

Es muss ein roter Faden erkennbar sein, wie es aufgrund der lerngeschichtlichen Bedingungen zur beschriebenen Symptomatik kommen konnte. Erstellen Sie anschließend ein funktionales Bedingungsmodell anhand des S-O-R-(K)-C-Schemas. Aus diesem Störungsmodell werden dann gemeinsam mit dem Patienten die Therapieziele („Was soll erreicht werden?") und der Therapieplan („Mit welchen Methoden und auf welchem Weg soll es erreicht werden?") abgeleitet.

---

10 Dieser Punkt, den ich im Beispiel zum Bedingungsmodell im SORKC-Schema exemplarisch aufgeführt habe, lässt sich gut in den Fließtext integrieren. Oftmals werden die Verhaltensdefizite/-aktiva und -exzesse im Zusammenhang mit der Lerngeschichte etc. bereits erklärend benannt. Somit würde man sie im SORKC-Schema doppelt aufführen.

6. Diagnose zum Zeitpunkt der Antragstellung

KV-Informationsblatt:
„Darstellung der Diagnose aufgrund der Symptomatik und der Verhaltensanalyse. Differentialdiagnostische Abgrenzung unter Berücksichtigung auch anderer Befunde, ggf. unter Beifügung der anonymisierten Befundberichte."

Die Diagnose sollte nach ICD-10 kodiert sein[11]. Sie muss inhaltlich mit den zuvor genannten Abschnitten, insbesondere der beschriebenen Symptomatik, übereinstimmen. Bei der Diagnosestellung sind auch die im Konsiliarbericht sowie in den Klinikberichten aufgeführten Diagnosen zu beachten, wobei Änderungen (vgl. Kap. 2) natürlich möglich sind. Bei Abweichungen ist eine differenzialdiagnostische Erläuterung sinnvoll.

Neben dem störungsspezifischen Diagnoseschlüssel ist folgende zusätzliche Information anzuführen, die im ambulanten Bereich vorgesehen, nicht aber Bestandteil der ICD-10 ist:

A = Ausschluss einer solchen Erkrankung
V = Verdacht auf
G = Gesicherte Diagnose
Z = Symptomloser Endzustand nach Überstehen einer Erkrankung

Beispiel: F32.1 mittelgradige depressive Störung G.

7. Therapieziele und Prognose

KV-Informationsblatt:
„Darstellung der konkreten Therapieziele mit ggf. gestufter prognostischer Einschätzung (dabei ist zu begründen, warum eine gegebene Symptomatik direkt oder indirekt verändert werden soll); Motivierbarkeit, Krankheitseinsicht und Umstellungsfähigkeit; ggf. Einschätzung der Mitarbeit der Beziehungspersonen, deren Umstellungsfähigkeit und Belastbarkeit."

---

11 Nach §§ 295 und 301 Sozialgesetzbuch V sind in der BRD Ärzte und Krankenhäuser aus demografischen und abrechnungstechnischen Gründen zur Diagnoseverschlüsselung nach der ICD-10 verpflichtet.

Die Ziele werden abgeleitet von der Symptomatik, der Biografie des Patienten und damit einhergehend insbesondere von seiner Lerngeschichte, der Verhaltensanalyse mit ihren Auslösebedingungen und aufrechterhaltenden Faktoren, d. h. den speziellen Defiziten des Patienten. Hier ist es sinnvoll, das Störungsbild zugrunde zu legen. Es müssen konkrete, operationalisierte Kriterien formuliert werden. Die Ziele müssen realistisch und erreichbar sein (z. B. ist es in vielen Fällen realistischer, von Symptomreduktion als von vollständiger Heilung zu sprechen und Ziele zu nennen, die vor dem Hintergrund der begrenzten Stundenzahl für die Patienten auch umsetzbar sind). Ein ebenfalls wichtiges Kriterium ist, dass die Ziele individuell, plastisch und nachvollziehbar beschrieben sind.

Die Prognose muss in jedem Fall erwähnt werden. Wenn es Faktoren gibt, welche die Prognose ungünstig erscheinen lassen, sollten diese auch aufgeführt werden (so können z. B. eine schwere Erkrankung oder eine belastende familiäre Atmosphäre prognostisch ungünstig sein, ebenso eine chronische Entwicklung). Wichtig hierbei ist, dass Sie dem Gutachter ihre *realistische* Einschätzung mitteilen und die Prognose nicht beschönigen, wenn z. B. klar aus dem Bericht hervorgeht, dass die Prognose nicht sehr gut ist.

Beispiel der prognostischen Einschätzung bei einem an Schizophrenie erkrankten Patienten (F20.4 postschizophrene Depression):

„Vor dem Hintergrund seiner schizophrenen Erkrankung gilt es, die Compliance des Patienten (besonders in Bezug auf die Medikamenteneinnahme) im Blick zu behalten und Maßnahmen zur Phasen- bzw. Rückfallprophylaxe zu ergreifen. So zeigt sich bei dem Patienten eine episodisch verminderte Krankheitseinsicht, mit teils leichten medikamentösen Compliance-Problemen, was prognostisch ungünstig erscheint. Allerdings begibt sich der Patient freiwillig und in regelmäßigem Abstand in ärztliche Behandlung, nicht zuletzt auch deshalb, weil er versucht, den Arzt davon zu überzeugen, die Neuroleptika zu reduzieren (doppelte Buchführung). Er zeigt sich dann jedoch gut auslenkbar und kompromissbereit, was wiederum prognostisch günstig erscheint.

Die Gesamtprognose schätze ich als *ausreichend* günstig ein, da der Patient sich insgesamt gesehen compliant in Bezug auf die Medikamenteneinnahme zeigt."

8. Behandlungsplan

KV-Informationsblatt:
„Darstellung der Behandlungsstrategie in der Kombination bzw. Reihenfolge verschiedener Interventionsverfahren, mit denen die definierten Therapieziele erreicht werden sollen. Angaben zur geplanten Behandlungsfrequenz und zur Sitzungsdauer (25 Minuten, 50 Minuten, 100 Minuten). Begründung der Kombination von Einzel- und Gruppenbehandlung, auch ihre zahlenmäßigen Verhältnisse zueinander mit Angabe der Gruppenzusammensetzung und Darstellung der therapeutischen Ziele, die mit der Gruppenbehandlung erreicht werden sollen. […] Andere Verfahren als die in den Psychotherapie-Richtlinien genannten Interventionen können nicht Bestandteil des Behandlungsplans sein."

Der Behandlungsplan enthält die Methoden, mit denen die Ziele erreicht werden sollen. Hierfür ist es nicht nur notwendig, die Störungsbilder zu kennen, sondern auch, zu wissen, welche Methoden richtlinienkonform und anerkannt sind.

So sind z. B. Verfahren wie Körpertherapie, Schematherapie nach J. Young, kunst- und gestalttherapeutische Methoden, Psychodrama etc. nicht richtlinienkonform. Allerdings werden diese Methoden von den Gutachtern akzeptiert, wenn sie ausschließlich als kleiner Bestandteil in den Behandlungsplan integriert werden und nicht die Hauptverfahren ausmachen. Das bedeutet, das Behandlungskonzept des Richtlinienverfahrens muss erhalten bleiben. Die Verhaltenstherapie muss das Hauptverfahren bleiben, darf aber durchaus ergänzende Methoden beinhalten.

Auch hier sollte eine konkrete Darstellung erfolgen, nicht nur eine Aufzählung oder Nennung von Methoden. Oft werden die Methoden der Einfachheit halber in Form einer Aufzählung aufgeführt oder weil die konkrete Darstellung schon in Punkt 7 (mit den Zielen) erfolgte. Im Hinblick auf die Länge des Berichts wird daher an dieser Stelle oftmals auf eine ausführliche Darstellung verzichtet – dies wird von Gutachtern jedoch immer wieder bemängelt.

Daraus wird deutlich, dass vielen Psychotherapeuten die Trennung von Zielen und Methoden schwerfällt. Zudem gibt es unter dem Punkt „Therapieziele" eine Mischung aus beiden, was zur Folge hat, dass im Behandlungsplan nur noch die Methoden aufgeführt werden. Ist z. B. das Ziel, dass der Patient sozial kompetenter wird und lernt, eigene Bedürfnisse gegenüber dem Chef zu artikulieren, so wird nur aufgeführt, dass dieser anhand des sozialen Kompetenztrainings in seinen assertiven Fähigkeiten geschult werden soll.

Deshalb mein Tipp: Gehen Sie auch hier strukturiert vor. Trennen Sie Ziele und Methoden. Bei der Aufführung der Methoden benennen Sie dann konkret deren Anwendung, auch wenn Sie dies eventuell schon unter Punkt 7 gemacht haben. Dies müssen Sie nicht bei jedem aufgeführten Punkt machen, einige reichen.

Beispiel:
„Soziales Kompetenztraining, insbesondere in Bezug auf die Konflikte am Arbeitsplatz mit den neuen Kollegen."

9. Umwandlung von Kurzzeittherapie (KZT) in Langzeittherapie (LZT)

KV-Informationsblatt:
„Dient der Erstantrag der Umwandlung von Kurzzeittherapie in Langzeittherapie, sind im Bericht zusätzlich folgende Fragen zu beantworten und die Antworten im Bericht voranzustellen:
a) Womit wurde die Kurzzeittherapie begründet?
b) Welches sind die Gründe für die Änderung der Indikation und Umwandlung in Langzeittherapie?
c) Welchen Verlauf hatte die bisherige Therapie?"

Für kurzzeittherapiebefreite Therapeuten ist der Umwandlungsbericht der erste Antragsbericht, den sie schreiben müssen. Hier sind der Therapieverlauf mit den bisher angewandten Methoden, die bisherige Mitarbeit des Patienten, Fortschritte, Veränderungen und Ergänzungen sowie weitere Maßnahmen zu beschreiben. Zudem muss begründet werden, warum eine Umwandlung in eine Langzeittherapie (LZT) notwendig ist.

Ein Antrag auf Kurzzeittherapie sollte nur dann gestellt werden, wenn absehbar ist, dass die beantragte Behandlung im Rahmen von 25 Sitzungen beendet werden kann (z. B. bei nicht chronischen Störungen). Weiterhin sollte ein Kurzzeitantrag gestellt werden bei unklarer Prognose, unklarer Motivation oder bei Schwierigkeiten hinsichtlich der Datenerhebung (vgl. Rüger et al., 2008).

Der Bericht zum LZT-Antrag sollte drei DIN-A4-Seiten (in gut lesbarer Schrift, z. B. Arial 10 oder 11) nicht überschreiten. Diese Vorgabe kann bei einem Umwandlungsantrag aufgrund der zusätzlichen Verlaufsbeschreibung auch überschritten werden und wird von den Gutachtern auch in einem Umfang von dreieinhalb Seiten akzeptiert. Auch bei einem umfangreichen Störungsbild mit

Mehrfachdiagnosen sollte der Bericht nicht länger sein (vgl. Rüger et al., 2008, Seite 55: „[der Antrag] soll nur solche Angaben enthalten, die therapie- und entscheidungsrelevant sind").

3.3 Bericht zum Umwandlungsantrag (bei nicht kurzzeittherapiebefreiten Therapeuten)

Die nicht kurzzeittherapiebefreiten Therapeuten haben bereits einen KZT-Antrag an den Gutachter geschickt, sodass die Umwandlung nach einem Kurzzeitbericht vom Umfang her dem Bericht einer Fortführung gleicht und daher nur eine Ergänzung zum Vorbericht (allerdings unter Berücksichtigung der formalen Punkte zum Umwandlungsantrag laut KV-Informationsblatt) darstellt. Auch wenn die Folgeberichte an den gleichen Gutachter gehen, sollten Sie den Erstbericht (KZT) beifügen. Ich habe das bisher immer so gehandhabt, dass ich nur die Punkte laut KV-Formblatt im Umwandlungsantrag ergänzt habe.

Hier ein Beispiel für die Gliederung:

9. (Umwandlung von KZT in LZT)
Es wurde zunächst eine Kurzzeittherapie zur Krisenintervention beantragt, innerhalb deren sich eine vertrauensvolle und tragfähige Therapiebeziehung entwickelte und die Patientin sehr gute Fortschritte erzielen konnte. Die depressive Symptomatik ist deutlich zurückgegangen, konnte aber nicht vollständig aufgelöst werden. Durch erneute Belastung (s. u.) kam es wieder zu einer leichten Verstärkung der Symptomatik, was nun eine Umwandlung in eine Langzeittherapie indiziert.

Zunächst wurde Beziehungsarbeit geleistet, um einen vertrauensvollen Rahmen zu schaffen und die Ressourcen der Patientin zu aktivieren. Sie lernte, die Symptomatik und die auslösenden und aufrechterhaltenden Faktoren besser zu verstehen und antidepressive Techniken anzuwenden. Sie fühlt sich heute weniger depressiv und ohnmächtig; Hilflosigkeitsgefühle und Ängste nahmen ab. Sie setzt sich mit ihren Verhaltensweisen auseinander und arbeitet gut mit. Sie wurde mit dem „Teufelskreis" ihrer Störung vertraut gemacht und lernte, ihre Aufmerksamkeit von den Symptomen abzulenken und stattdessen ihre Gefühle besser wahrzunehmen und Fehlinterpretationen aufzugeben. Auch wenn sie nach dem ersten Anschein und mit ihrer sehr burschikosen Aussprache und Allgemeinplätzen nur wenig differenziert wirkt, zeigte sich schließlich, dass sie aus den Interventionen immer etwas für sich mitnahm und nach den Therapiestunden immer noch über die Interventionen nachdachte. Die Hausaufgaben macht sie zuverlässig, und sie ist insgesamt aktiver geworden, macht Sport, musiziert (Gitarrenspiel) und trifft wieder alte Freunde. Sie hat ihre Genussfähigkeit wiederentdeckt und ist zuversichtlicher und auch mutiger geworden. („Ich gehe offener auf andere zu, kann es mir auch mal schön und gemütlich machen, mir was gönnen.")

Aktuell belastend für die Patientin ist eine schwere Erkrankung des Sohnes, die sie derzeit hilflos macht und zu einer Verschlechterung ihrer Stimmung führte (…).

1. bis 5. (hierauf wurde bereits im KZT-Bericht ausführlich eingegangen)
Zur Symptomatik, lebensgeschichtlichen Entwicklung und Krankheitsanamnese sind keine Ergänzungen zu machen. Hier wird auf den ausführlichen Bericht für den Erstantrag auf KZT verwiesen. Zur aktuellen Situation ist zu ergänzen, dass der Sohn schwer erkrankte und die Schwester nach langer Krebserkrankung verstorben ist, was eine zusätzliche Belastung für die Patientin darstellt.

6. Diagnose
Die Diagnose einer mittelgradigen depressiven Episode (F32.1) bleibt unverändert bestehen.

7. und 8. (Ziele und Behandlungsplanung, ggf. Änderungen zum Vorbericht)
Die im KZT-Antrag genannten Therapieziele und Methoden sollen weiter verfolgt werden. Vorrangig wird es dabei jetzt um die aktuellen Belastungen der Patientin gehen, mit dem Ziel einer eigenständigen Bewältigung problematischer Situationen.

Es gilt weiterhin, die depressiven Symptome zu vermindern und eine Verbesserung des Umgangs der Patientin mit dem Verlust ihrer Schwester und der Erkrankung des Sohnes zu erreichen. Ihr Hilflosigkeitserleben in Bezug auf ihre aktuelle Lebenssituation soll weiter vermindert und eine Akzeptanz der derzeitigen Situation verbessert werden.

Die Patientin wird lernen, die bereits erlernten Strategien auch bei Belastungen (wie aktuell der Erkrankung des Sohnes) effektiv anzuwenden, und zur weiteren und verstärkten Aufnahme regelmäßiger Aktivitäten motiviert werden. Es müssen die sozialen und Problemlösekompetenzen der Patientin weiter verbessert werden. Zudem muss die Trauerarbeit um den Tod der Schwester fortgeführt werden und Zukunftsperspektiven mit der Patientin entwickelt werden. Schließlich sollen dann noch gezielte Strategien zur Rückfallprophylaxe erarbeitet werden (Frühwarnzeichen, Notfallplan, Hilfesystem etc.), und die Patientin soll die erlernten Strategien zur Depressionsbewältigung zunehmend eigenständig anwenden. So wird sie in die Lage versetzt werden, langfristig auch schwierige Situationen ohne therapeutische Hilfe bewältigen zu können. Die Patientin ist weiterhin sehr motiviert und verfügt über nennenswerte Ressourcen. Auch konnte sie schon eine deutliche Verbesserung ihrer Symptomatik erzielen. Die Prognose kann vor diesem Hintergrund als positiv betrachtet werden. Es werden weitere 20 Stunden (à 50 Minuten) und die Umwandlung in eine LZT beantragt.

3.4 Bericht zum ersten Fortführungsantrag (von 45 auf 60 Stunden)

KV-Informationsblatt:
„1. Wichtige Ergänzungen zu den Angaben in den Abschnitten 1.-3. und 5 des Berichts zum Erstantrag
Lebensgeschichtliche Entwicklung und Krankheitsanamnese, psychischer Befund und Bericht der Angehörigen des Patienten, Befundbericht aus ambulanten oder stationären Behandlungen, ggf. testpsychologische Befunde. Ergänzungen zur Diagnose bzw. Differentialdiagnose.
2. Zusammenfassung des bisherigen Therapieverlaufs
Ergänzung oder Veränderung der Verhaltensanalyse, angewandte Methoden, Angaben über die bislang erreichte Veränderung der Symptomatik, ggf. neu hinzugetretene Symptomatik, Mitarbeit des Patienten und ggf. Beziehungspersonen.
3. Beschreibung der Therapieziele für den jetzt beantragten Behandlungsabschnitt und ggf. Änderung des Therapieplans
Prognose nach dem bisherigen Behandlungsverlauf und Begründung der noch wahrscheinlich notwendigen Therapiedauer mit Bezug auf die Veränderungsmöglichkeiten der Verhaltensstörungen des Patienten."

Die Fortführungsanträge gehen an den Gutachter, der bereits den Vorbericht begutachtet hat, da dieser eine prognostische Einschätzung über den weiteren Entwicklungsverlauf des Patienten vorzunehmen hat und sich einen Eindruck über den gesamten Verlauf machen muss. Dennoch empfiehlt es sich, wie bereits in Kapitel 3.1.4 aufgeführt, den Vorbericht mitzuschicken, um dem Gutachter die Arbeit zu erleichtern und somit für kürzere Bearbeitungszeiten zu sorgen. Der Bericht zur Fortführung der Therapie sollte anderthalb Seiten nicht überschreiten. Es geht um drei wesentliche Aspekte:

1. Gibt es Ergänzungen zum Erstantrag/Umwandlungsantrag in Bezug auf die aktuelle Situation, die lebensgeschichtliche Entwicklung, Krankheitsanamnese, Diagnose? Fand ein Klinikaufenthalt statt?
2. Welche Veränderungen ergaben sich im bisherigen Verlauf der Therapie? Beschreiben Sie den bisherigen Therapieverlauf mit den angewandten Methoden.
3. Nennen Sie die Therapieziele und die weitere Vorgehensweise.

Beachten Sie bitte, dass die Fortführung einer Therapie nur dann befürwortet wird, wenn deutlich wird, dass weiterhin eine krankheitswertige Symptomatik besteht, welche eine Fortführung der Therapie indiziert. Wenn Sie im Bericht zum Fortführungsantrag überwiegend über die bisherigen Erfolge berichten, aber nicht erkennbar wird, was noch behandlungsbedürftig ist, wird der Gutachter den Eindruck bekommen, dass die Erfolge der bisherigen Therapie ausreichend sind und der Patient nun ohne weitere therapeutische Unterstützung zurechtkommen wird. Dann ist es möglich, dass er z. B. die Stunden reduziert und/oder für den Abschluss der Therapie noch fünf Sitzungen befürwortet. Dies gilt insbesondere auch für den zweiten Fortführungsantrag (s. Kap. 3.5).

3.5 Bericht zum zweiten Fortführungsantrag (von 60 auf 80 Stunden) mit Ergänzungsbericht

Der zweite Fortführungsantrag wird wie der erste Fortführungsantrag verfasst. Hinzu kommen jedoch noch vier Fragen, die ergänzend beantwortet werden müssen.

> KV-Informationsblatt:
> „Die Inanspruchnahme der Behandlung im Rahmen der Höchstgrenzen nach E 1.2.8 der Psychotherapie-Richtlinien erfordert einen Antrag des Versicherten (des Patienten, ggf. seines gesetzlichen Vertreters) auf Fortführung der Behandlung

> (Formblatt PTV 1), dem ein aktueller Bericht zum Fortführungsantrag und zusätzlich ein Ergänzungsbericht beizufügen ist. Im zusätzlichen Ergänzungsbericht ist die Fortführung der Behandlung über den Leistungsumfang hinaus, der in den Psychotherapie-Richtlinien unter E 1.2.1-1.2.7 festgelegt wurde, zu begründen und zur beabsichtigten Überschreitung des Behandlungsumfanges Stellung zu nehmen."

Dabei sollen dem Formblatt entsprechend zu den Fragen der ersten Fortführung folgende Fragen beantwortet werden:

1. Welche Erwartungen knüpft der Patient an die Fortführung der Behandlung? Was möchte er noch erreichen?
2. Welche besonderen Ereignisse sind eingetreten, die eine Fortführung der Behandlung in diesem Umfang notwendig machen?
3. Wie schätzt der Therapeut die Möglichkeiten zur Selbsthilfe und zur eigenverantwortlichen Bewältigung der Verhaltensstörungen ein?
4. Welche Stundenzahl wird für die Abschlussphase der verhaltenstherapeutischen Behandlung unbedingt noch für erforderlich gehalten? Welche Sitzungsfrequenz und welche Behandlungsdauer bis zur Beendigung der Therapie sind vorgesehen?

Eine Fortführung von 60 auf 80 Stunden (oder aber über 80 Stunden hinaus[12]) ist nur in begründeten Ausnahmefällen möglich, da mit der Befürwortung einer Fortführung auf insgesamt 60 Stunden der Leistungsumfang der gesetzlichen Krankenkassen in der Regel erschöpft ist. Deshalb ist es wichtig, dass die Therapie mit der zweiten Verlängerung in die Abschlussphase übergeht.

Voraussetzung einer Bewilligung über den maximalen Stundenumfang hinaus ist natürlich, dass die Krankenbehandlung notwendig ist und ein fundierter, der Situation angemessener Behandlungsplan sowie die Ausnahmesituation ausführlich und nachvollziehbar begründet werden. Außerdem muss deutlich werden, dass weder Sie noch der Patient den Abschied vermeiden wollen und dass der Patient nicht nur aus Angst immer neue Symptome produziert, um nicht von Ihnen weggeschickt zu werden. In solch einem Fall müsste genau dies diskutiert und therapeutisch bearbeitet werden.

---

12 Bewilligungen über 80 Stunden hinaus sind nicht unüblich und fallabhängig.

Im Fall einer zweiten Fortführung müssen noch erreichbare Zielsetzungen realistisch dargestellt werden. Stellen Sie ebenfalls die Rückfallprophylaxe und das geplante Therapieende mit ggf. darüber hinausgehenden Hilfemaßnahmen des Patienten dar (Selbsthilfegruppen etc.).

Eine Verlängerung der Therapie über die 80 Stunden hinaus ist nach den Richtlinien zwar nicht vorgesehen, wird aber je nach Einzelfall und Begründung von den Gutachtern durchaus befürwortet. Die Richtlinien werden nicht als Gesetz, sondern sinngemäß als Richtlinie verstanden. Demnach haben die Gutachter einen Ermessungsspielraum – sowohl in Bezug auf eine Befürwortung als auch in Bezug auf eine Nichtbefürwortung. Ein Gutachter schrieb in seiner Stellungnahme nach Einlegen eines Widerspruchs zu einer Stundenkürzung, dass es sich bei den Bewilligungsschritten nicht um streng normative Festlegungen, sondern um Rahmenbedingungen und Orientierungshilfen handelt, sodass es keinen Anspruch auf bestimmte Bewilligungsschritte – weder seitens der Therapeuten noch seitens der Gutachter – gebe. Dabei verwies er auf den Kommentar zu den PTR (Rüger et al., 2008).

4. Der Bericht an den Gutachter – Schritt für Schritt

Sie haben jetzt viel über den Aufbau und die inhaltlichen und formalen Kriterien rund um das Antragsverfahren erfahren. Es wurde erläutert, wie man anhand der Punkte des Informationsblatts einen Bericht erstellt und was dabei zu beachten ist. Wie können Sie dieses Wissen nun umsetzen und Ihren Bericht effizient und strukturiert verfassen?

In diesem Kapitel möchte ich Ihnen anhand von zwei Fallbeispielen die Möglichkeit geben, dieses Wissen mit Hilfe von Übungen Schritt für Schritt umzusetzen. Sie werden angeleitet, selbstständig einen Bericht zu verfassen, und dahin gehend geschult, immer auf den roten Faden Ihres Antragberichts zu achten.

Die erste Übung dient dem Aufwärmen; mit der zweiten Übung haben Sie die Möglichkeit, selbst einen Bericht zu erstellen.

4.1 Aufwärmphase

a) Schauen Sie sich das nachfolgende Fallbeispiel an, und vergleichen Sie zunächst nur die beschriebene Symptomatik mit der Lebensgeschichte. Benennen Sie die in der Biografie lebensgeschichtlich erworbenen Schemata, und bringen Sie diese in Zusammenhang mit der Symptomatik.

b) Markieren Sie die geschilderten Beschwerden und die Aspekte in der Lebensgesichte, die Sie für störungsrelevant und für die Verhaltensanalyse wesentlich erachten. Können Sie bereits eine diagnostische Einschätzung treffen?

c) Welche Ziele würden Sie für diesen Patienten nun benennen? Wie sähe Ihre Behandlungsstrategie aus? Formulieren Sie anhand der Zielbeschreibung einen Behandlungsplan.

Fallbeispiel[13]

Geschilderte Symptomatik

Die 40-jährige Versicherungskauffrau kommt aus eigener Initiative in die Psychotherapie und berichtet im Erstgespräch, dass sie sich seit einiger Zeit niedergeschlagen, antriebslos und überfordert fühle. Insbesondere in Bezug auf die Erkrankung ihres Mannes wisse sie nicht, wie sie sich „richtig" verhalten solle, und fühle sich in ihrer Lebensgestaltung beeinträchtigt. Ihr Ehemann leide seit Jahren unter „wiederkehrenden stark depressiven Phasen" und habe mittlerweile „jegliche Tagesstruktur" verloren, sodass auch die Paarbeziehung zunehmend darunter leide. Nachdem er vor etwa fünf Wochen einen „erneuten Schub" bekommen habe, sei auch die Patientin „völlig am Boden zerstört" gewesen. („Wenn es meinem Mann gut geht, geht es mir besser".) Nun leide sie unter Schlafstörungen, liege in der Nacht stundenlang wach im Bett und denke über ihre Beziehung sowie die Erkrankung ihres Mannes nach. („Meine Gedanken kreisen ständig um ihn, ob es ihm gut geht oder nicht".) Schon seit Längerem fühle sie sich „völlig erschöpft", überfordert sowie angespannt und unruhig. In Konfliktsituationen reagiere sie „schneller gereizt", was sie sich allerdings auch dadurch erkläre, dass sie aufgrund „der Passivität" ihres Mannes alle Entscheidungen alleine treffen „müsse".

Biografie

Die Patientin sei mit ihrer jüngeren Schwester (-5 Jahre) in einer strengen, konfliktvermeidenden und harmoniebetonten Familienatmosphäre aufgewachsen. Streit habe es „nie" gegeben („wobei mir mehr als 20 Jahre eine heile, harmonische Ehe der Eltern vorgespielt wurde"). Die Mutter (+28 Jahre, Bankkauffrau) sei eine liebevolle, fürsorgliche und nach Harmonie strebende Frau, die aufgrund ihrer beruflichen Tätigkeit nur wenig Zeit für die Patientin habe aufbringen können. Die Beziehung zu ihr schildert die Patientin als eng, doch habe sie sich grundsätzlich mehr Aufmerksamkeit von der Mutter gewünscht. Der Vater (+30 Jahre, Architekt) sei ebenfalls eingespannt gewesen, sodass er im familiären Alltag gefehlt habe. Insgesamt wird er als ein egoistischer und strenger Mann geschildert, der großen Wert auf die eigene Bedürfnisbefriedigung gelegt habe. Zu ihrer Schwester habe die Patientin durchgängig in einer sehr positiven Beziehung gestanden, und sie habe sich in der Rolle der „Älteren" bereits früh vor allem für die Schwester verantwortlich gefühlt.

....

13 Den kompletten Fall finden Sie in Kapitel 5.1.

Die Patientin hat bei durchschnittlichen Leistungen eine Realschule besucht, und der Kontakt zu ihren Mitschülern sei unauffällig verlaufen. Im Anschluss an ihre mittlere Reife habe sie eine Ausbildung zur Versicherungskauffrau absolviert und sei nun seit 25 Jahren als Sachbearbeiterin tätig. Sie arbeite in der gleichen Abteilung wie ihr Ehemann, der aufgrund seiner Erkrankung momentan krankgeschrieben sei. Bereits seit einigen Jahren fühle sich die Patientin an ihrem Arbeitsplatz sehr unwohl, da sie kaum Anerkennung von ihrem Chef erhalte und von einer Kollegin „gemobbt" werde.

Mit ihrem Mann, den sie vor einem Jahr geheiratet hat, sei die Patientin bereits seit 22 Jahren zusammen. Er leide bereits seit vielen Jahren unter einer rezidivierenden depressiven Störung, was für die Beziehung mittlerweile eine „massive Belastung" darstelle. Das Paar verfüge nur begrenzt über soziale Kontakte, und auch gemeinsame Aktivitäten seien derzeit eingeschränkt. Als eine weitere Belastung benennt die Patientin die Pflege ihrer Schwiegermutter, die vor einigen Monaten verstorben sei.

Psychischer und psychopathologischer Befund

Bei der Patientin handelt es sich um eine gepflegte, modisch und sportlich gekleidete Frau, die freundlich zugewandt über ihre Problematik berichtet. Im Gespräch wirkt sie unsicher und nervös, bei depressiv sowie ängstlich getönter Stimmungslage. Der Antrieb erscheint herabgesetzt, und die Patientin leidet unter Gefühlen der inneren Anspannung. Gedanklich ist sie auf die Probleme innerhalb ihrer Paarbeziehung eingeengt sowie auf die Erkrankung ihres Ehemannes fixiert. Ihr Leidensdruck ist hoch, und sie macht einen überdurchschnittlich intelligenten Eindruck, bei durchschnittlicher Differenziertheit und Introspektionsfähigkeit. Hervorstechend im Kontakt sind ihre Gewissenhaftigkeit, ihr Perfektionismus sowie ihre Angst vor Veränderungen. Die mnestischen Funktionen sind intakt, und es finden sich keine Hinweise auf psychotisches Erleben oder Zwangsphänomene. Sie ist zu allen Bewusstseinsinhalten voll orientiert, bei leichter Verminderung der Konzentrationsfähigkeit. Ein- und Durchschlafstörungen bei deutlicher Grübelneigung. Sozialer Rückzug. Kein Alkohol-, Drogen- oder Medikamentenabusus. Suizidale Tendenzen werden glaubhaft verneint.

Verhaltensanalyse

Bei der Patientin liegt eine depressive Störung, einhergehend mit Überforderungsgefühlen, Schlafstörungen sowie innerer Anspannung, vor, die sich im Zusammenhang mit multiplen psychosozialen Belastungsfaktoren (Erkrankung des Mannes,

Pflege der Schwiegermutter, Unzufriedenheit am Arbeitsplatz) entwickelte. Vor dem Hintergrund fehlender funktionaler Bewältigungsstrategien und ihrer mangelnden Abgrenzungsfähigkeit ist die Patientin nicht in der Lage, ihre Situation sowie damit verbundene Konflikte aktiv zu bewältigen.

Die Genese dieser depressogenen und unsicheren kognitiven Strukturen ist in den frühen Erfahrungen der Patientin zu suchen. Sie wuchs in einer konfliktvermeidenden und harmoniebetonten Familienatmosphäre auf, in der sie nur unzureichend Strategien für den Umgang mit Konfliktsituationen erlernen konnte. Beide Elternteile scheinen vor dem Hintergrund ihrer hohen beruflichen Belastung nur wenig Zeit für die Betreuung ihrer Kinder aufgebracht zu haben, sodass die Patientin in Problemsituationen bereits früh auf sich allein gestellt blieb. Dies verhinderte einen Aufbau adäquater Problembewältigungsstrategien und förderte die Entwicklung grundsätzlicher Hilflosigkeitsüberzeugungen. Bei der Zurücknahme eigener Wünsche und Bedürfnisse sowie durch die altruistische Übernahme von Verantwortung (z. B. der Schwester gegenüber) war es der Patientin möglich, sich ein Mindestmaß an Anerkennung und Zuwendung der Eltern zu sichern. Es kam zu dem Aufbau überhöhter Anpassungsstandards, die die Entwicklung einer differenzierten Wahrnehmung eigener Bedürfnisse und Gefühle behinderten und die aktuell zu dem Erhalt der Störung beitragen. Die Patientin konnte somit weder lernen, eigene Interessen zu vertreten, noch, sich adäquat von ihrem Gegenüber abzugrenzen. Im Rahmen von Konflikt- und Belastungssituationen fühlt sie sich somit hilflos ausgeliefert und zieht sich verstärkt zurück. Insgesamt stellt sie, wie bereits die eigene Mutter, einen hohen Anspruch an die Harmonie innerhalb ihrer Beziehungen (harmonische, konfliktfreie Ehe am Modell der Eltern), was eine aktive Konfliktbewältigung verhindert. Insbesondere aversive und aggressive Gefühle (in Situationen der Selbstbehauptung) hat sie nicht gelernt wahrzunehmen und adäquat zu äußern (= Verhaltensdefizit). Vor dem Hintergrund ihrer Lerngeschichte reagiert die Patientin auf sie überfordernde Situationen mit einer erhöhten Empfindlichkeit und Stress. In Situationen, in denen es um Selbstbehauptung geht und in denen sie für sich einstehen, den Blick auf sich richten müsste, fühlt sie sich hilflos ausgeliefert. Auch sind solche Situationen mit massiven Schuldgefühlen verbunden (so fühlt sie sich für ihren Mann verantwortlich und bekommt sofort Schuldgefühle, wenn sie ihn alleine lässt). Dabei konzentriert sich ihre bisherige Lebensgestaltung auf die Beziehung zu ihrem Mann sowie seine Erkrankung. Durch die ständige Unterdrückung eigener Gefühlswahrnehmungen und den Versuch, es ihrem Mann recht zu machen (Verhaltensexzess), bei gleichzeitiger Übernahme von teils falscher Verantwortung geriet die Patientin zunehmend mehr in die Selbstüberforderung.

Es war ihr nicht möglich, sich die notwendige Ruhe zur Regeneration zu erlauben, was schließlich in ihrer depressiven Dekompensation mündete.

Funktionale Bedingungsanalyse

S	Erkrankung des Mannes, Pflege der Schwiegermutter, berufliche Unzufriedenheit.
O	Erhöhte Stressreagibilität, überhöhte Verantwortungs- und Anpassungsstandards.
Rbehav (beobachtbares Verhalten)	Anpassung an die Bedürfnisse des Gegenübers (besonders des Ehemannes), depressiver Rückzug und Vernachlässigung positiver Aktivitäten.
Remot	Niedergeschlagenheit, Hilflosigkeit, Überforderung, Ängste und Unsicherheiten (in Bezug auf die Erkrankung des Ehemannes).
Rkog	Dysfunktionale Gedanken in Bezug auf das Selbst, die Umwelt und die Zukunft (z. B. „Wenn ich alleine in Urlaub fahre, tut sich mein Mann etwas an", „Ich muss meine Bedürfnisse zurückstellen, um liebenswert zu sein"), Grübeln.
Rphys	Antriebslosigkeit, Schlafstörungen, Erschöpfung.
Ckf	Kurzfristige Entlastung durch Rückzug in die Depression sowie die Vermeidung von Veränderungen und Konflikten (C ↗).
Clf	Die Symptomatik bleibt bestehen und verstärkt sich. Das Selbstwertgefühl sinkt weiter, und Hilflosigkeitsgefühle und Überforderungsempfinden werden weiter aufrechterhalten. Die Patientin ist in ihrer Lebensbewältigung deutlich eingeschränkt. Gefahr der Arbeitsunfähigkeit.

Therapieziele

Das Hauptziel der Therapie wird es sein, die depressive Symptomatik der Patientin abzubauen. Hierzu soll sie in ihrer Abgrenzungsfähigkeit gefördert werden und eine differenzierte Wahrnehmung eigener Bedürfnisse und Gefühle entwickeln, sodass es ihr möglich wird, sich an diesen zu orientieren und selbstfürsorglicher zu handeln.

Daraus ergeben sich folgende Teilziele:

Nach dem Aufbau einer vertrauensvollen und kooperativen therapeutischen Arbeitsbeziehung werden der Patientin Informationen über ihre Störung vermittelt, und sie wird lernen, auslösende und aufrechterhaltende Faktoren zu erkennen, um aktiv auf diese einwirken zu können. Sie wird lernen, ihre Gefühle und Bedürfnisse differenzierter wahrzunehmen, Fehlinterpretationen aufzugeben sowie den Blick mehr auf sich zu richten. Sie soll in die Lage versetzt werden, ihren Alltag (stressfrei) zu bewältigen und anstelle ihrer überwiegend an den Bedürfnissen ihres Mannes ausgerichteten Verhaltensweisen stärker eigene Belange zu vertreten. Hierfür wird es notwendig sein, die Patientin in ihrer Abgrenzungsfähigkeit zu fördern sowie den Aufbau eines Selbstwertgefühls zu unterstützen, welches weniger von der Übernahme von Verantwortung abhängig ist. Ihren perfektionistischen Anspruch an sich selbst gilt es abzubauen. Dysfunktionale und depressive Kognitionen diesbezüglich müssen an der Realität gemessen und modifiziert werden. Zudem wird wichtig sein, die Patientin in ihren sozialen Kompetenzen zu fördern, sodass sie konfliktfähiger wird und Hilflosigkeits- sowie Abhängigkeitsgefühle abgebaut werden können. Sie wird in ihrer Entspannungsfähigkeit gefördert werden, um ihr allgemeines Anspannungsniveau zu senken und positiv auf den Nachtschlaf einzuwirken. Dazu gehört, dass sie lernt, Entspannung in für sie problematischen Situationen eigenständig herzustellen. Insgesamt ist es wichtig, dass die Patientin zu einer verbesserten Stress- und Problembewältigung gelangt, ohne sich permanent zu überfordern. Da die Patientin über so gut wie keine Kontakte außerhalb des familiären Umfelds verfügt und keinen positiven Aktivitäten nachgeht, gilt es, den Aufbau dieser Aktivitäten zu fördern sowie die Genussfähigkeit der Patientin zu erhöhen. Insgesamt sollen hierdurch alternative Verstärkerquellen erschlossen sowie eine allgemeine Stimmungsaufhellung erzielt werden.

Die Patientin ist bei hohem Leidensdruck zu einer Verlängerung der Therapie motiviert, sodass die Prognose auch vor dem Hintergrund der bisher erzielten Erfolge insgesamt als ausreichend günstig zu bewerten ist.

4.2 Schritt-für-Schritt-Aufgaben

Anhand des unter Punkt 3.1.3 erläuterten Schemas der KV (das Informationsblatt mit den Punkten 1 bis 9) haben Sie mit dieser Übung die Möglichkeit, das Erstellen eines Berichts schrittweise zu üben.

4.2.1 Symptomatik

Bitte schauen Sie sich für diese Aufgabe zunächst den folgenden Patientenfragebogen und die Rahmendaten des genannten Patienten an. Stellen Sie sich dabei vor, wie dieser Patient mit einer agoraphobischen Symptomatik zu Ihnen in psychotherapeutische Behandlung kommt und im Erstgespräch ausführlich über seine Symptomatik berichtet.

Verfassen Sie anschließend einen Text, der die Klagen des Patienten ggf. mit wörtlichen Zitaten enthält. Benennen Sie außerdem, auf welche Veranlassung der Patient kommt. Welche Vorstellungen hat er von einer Therapie?

Ziel dieser Übung ist es, dass Sie anhand folgender Eckdaten (und, wenn Sie möchten, anhand des Gesprächs in Ihrer Vorstellung) lernen, den ersten Punkt des Berichtes (zur spontan erfragten Symptomatik) so zu formulieren, dass die relevanten und krankheitswertigen Angaben nachvollziehbar dargestellt sind, insbesondere im Hinblick auf die Diagnosestellung (Punkt 6).

Patientenfragebogen

Alter:	40 Jahre
Beruf:	Industriekaufmann
Familienstand:	Ledig, keine Kinder
Lebenspartnerschaft:	Lebe mit Freundin zusammen
Überwiesen durch/ auf Anraten von:	Hausarzt

1. Symptomatik

a) Weshalb kommen Sie zur Therapie? (Beschreiben Sie möglichst konkret Ihre Symptomatik.)

Schwindel, Panikattacken in bestimmten Situationen (Autofahren, Theater, in der Stadt, volle Busse), ich schwitze dann stark, bin angespannt. Alles ist dann unwirklich, und ich bekomme Herzrasen, vor allem, wenn ich nicht so schnell aus der Situation kann, z.B. bei Dienstbesprechungen. Fühle mich auch oft unruhig und schreckhaft. Leide zudem unter Verdauungsbeschwerden, Konzentrationsstörungen. Habe Angst, die Kontrolle zu verlieren, verstehe mich einfach nicht und schäme mich auch.

b) Warum kommen Sie *gerade jetzt* zur Therapie? Seit wann besteht die Symptomatik?

Nach Bandscheibenvorfall haben die Ängste zugenommen. War beim Hausarzt wegen meiner Beklemmungsgefühle. Er konnte aber nichts feststellen und riet mir zur Therapie.

2. **Mutter**
   a) **Alter der Mutter bei Ihrer Geburt und ihr Beruf.**
   22 Jahre, Pädagogin
   b) **Beschreiben Sie bitte die Beziehung zu Ihrer Mutter bzw. das vorherrschende Verhalten Ihrer Mutter Ihnen gegenüber in Ihrer Kindheit und Jugend.**
   Respektvoll, sie war eine lebhafte, kommunikative und liebevolle Frau. Es gab keine Regeln, „lange Leine", habe mich geliebt gefühlt.

3. **Vater**
   a) **Alter des Vaters bei Ihrer Geburt und sein Beruf.**
   32 Jahre, Kaufmann
   b) **Beschreiben Sie bitte die Beziehung zu Ihrem Vater bzw. das vorherrschende Verhalten Ihres Vaters Ihnen gegenüber in Ihrer Kindheit und Jugend.**
   Gutmütiger und fröhlicher Mann, konnte ihn immer um Rat fragen, arbeitet viel und ist oft nicht da, hätte mir mehr Zeit mit ihm gewünscht.

4. **Beschreiben Sie die Beziehung ihrer Eltern untereinander.**
   Früher gab es oft Streit, in den letzten zehn Jahren nicht mehr.

5. **Wie können Sie die Atmosphäre in Ihrer Herkunftsfamilie während Ihrer Kindheit und Jugend beschreiben?**
   Gut, liebevoll. Wurde behütet.

6. **Geschwister**
   Wie viele Geschwister haben Sie? Wie alt sind diese?
   Habe einen jüngeren Bruder, der mich oft genervt hat.

7. **Schule, Beruf**
   a) Wie waren Ihre schulischen Leistungen?
   Bin einmal sitzen geblieben, ansonsten gut. Nach Abitur gute bis sehr gute Leistungen.
   b) Wie war der Kontakt zu Ihren Mitschülern und Freunden/Freundinnen?
   War normal.
   c) Wie ist Ihre berufliche Entwicklung? Nennen Sie bitte Ihren Schulabschluss, und machen Sie Angaben zu Ihrer Berufsausbildung.

Abitur, dann Ausbildung zum Industriekaufmann und danach Studium Wirtschaftsinformatik. Bin heute Projektleiter/Produktmanager.

d) Wie ist Ihre derzeitige berufliche Situation?

Eigentlich gut, Ängste sind ein Problem, fühle mich oft angespannt und überfordert. Schäme mich auch, wenn Kollegen meine Ängste bemerken.

8. **Kinder**

Haben Sie Kinder? Wenn ja, wie viele und wie alt? Wie ist die derzeitige Situation?

Nein.

9. **Partnerschaft**

Sind Sie verheiratet, oder leben Sie mit einem Partner/einer Partnerin? Wenn ja, Beruf und Alter des Partners/der Partnerin. Skizzieren Sie kurz Ihre Beziehung und wichtige frühere Beziehungserfahrungen. Teilen Sie bitte das Wichtigste über alle wichtigen Partnerschaften/ Ehen Ihres Lebens mit.

Mit 18 erste Partnerschaft, dann eine dreijährige und eine vierjährige Beziehung. Ich lebe mit meiner Partnerin (36) zusammen, wir kennen uns seit zehn Jahren. Wir verstehen uns gut, sie ist liebevoll, zurückhaltend und lustig. Wir streiten kaum, alles sehr harmonisch. Sie entlastet mich und fährt mich oft mit dem Auto wohin. Ich wüsste nicht, was ich ohne sie machen sollte.

10. **Krankheiten, Psychotherapien, Klinikaufenthalte**

a) Haben Sie in den letzten Jahren unter schweren Krankheiten gelitten? Wenn ja, welche und wann (ggf. aktuelle Medikation)?

Bandscheibenvorfall 2009, übliche Kinderkrankheiten, bin als Kind mal mit dem Fahrrad vor einen Baum gefahren, leichte Gehirnerschütterung.

b) Waren Sie in einer psychiatrischen, psychotherapeutischen, psychosomatischen Klinik oder Behandlung? Wenn ja, weswegen, wann, wie lange, welches Verfahren und mit welchem Erfolg?

Nein.

11. **Wie verbringen Sie ihre Freizeit? Haben Sie Sozialkontakte und Freundschaften?**

Habe viele Sozialkontakte, einige Freunde, mache in der Freizeit viel Sport, gehe ins Kino oder Theater. Mein Problem ist, dass sich aufgrund meiner Beschwerden die Aktivitäten reduziert haben.

12. Belastende Ereignisse, problemrelevante Ereignisse, die von den vorhergehenden Fragen nicht erfasst werden:
Keine.

4.2.2 Biografie

Einige von Ihnen geben Ihren Patienten Fragebögen mit, um sich von ihrer Lebensgeschichte und Krankheitsanamnese ein Bild zu machen. Andere schreiben in den probatorischen Sitzungen mit und machen sich Notizen. Was immer Sie bevorzugen: Sie müssen aus diesen Angaben, die oftmals unstrukturiert sind, das für die Beschreibung der Biografie Wesentliche filtern und es so strukturiert niederschreiben, dass es nachvollziehbar (und leicht lesbar) dargestellt ist. Das Erstellen und Zusammenfassen einer Biografie, beschränkt auf therapierelevante Angaben, ist Ziel der nächsten Übung.

Lesen Sie sich die vom Patienten niedergeschriebene Lebensgeschichte durch. Formulieren Sie den zweiten Punkt des Berichts, die Biografie, mit den für die Therapie relevanten lebensgeschichtlichen Daten. Entnehmen Sie die dafür erforderlichen Daten aus dem vom Patienten ausgefüllten Fragebogen (s. o.).

Tipp: Am besten teilen bzw. gliedern Sie die Biografie in Abschnitte. Dies wird Ihnen das Schreiben erleichtern. Konzentrieren Sie sich beispielsweise erst nur auf die Familienanamnese, dann auf die Berufsanamnese. Im Anhang finden Sie eine Checkliste, auf der Sie die für den Antragsbericht notwendigen Angaben entsprechend der Struktur des KV-Formblattes in Stichworten notieren können (s. „Checkliste Berichterstellung"). Nach dem Ausfüllen dieser Checkliste müssen Sie die Angaben dann nur noch zusammenfassend niederschreiben.

4.2.3 Psychischer Befund

In Kapitel 3 haben Sie erfahren, was in den psychischen Befund gehört. Im Gespräch können Sie sich nun einen Eindruck vom Patienten machen. Erstellen Sie einen psychischen Befund, und beschreiben Sie den Patienten so, dass der Gutachter sich ein Bild machen kann, um was für einen Menschen es sich handelt. Beschreiben Sie den Patienten auch im Hinblick auf seine Motivation, auf seinen

Leidensdruck, seine intellektuelle Leistungsfähigkeit, sein Verhalten im Kontakt mit Ihnen und seine Persönlichkeit. Wichtig ist auch der psychopathologische Befund, d. h. seine Affektivität, Ängste, Denkstörungen etc.

Stellen Sie sich einen „ängstlichen" Patienten mit der im Patientenfragebogen (vgl. Kap. 4.2.1) dargestellten Symptomatik vor, und verfassen Sie einen ausführlichen Text unter Berücksichtigung folgender Punkte:

- Statur des Patienten
- Kleidung und äußeres Erscheinungsbild
- Kontaktverhalten
- Darstellung seiner Probleme
- Affektivität
- intellektuelles Niveau, Leistungsverhalten
- Sucht? Neurologische oder internistische Befunde?

4.2.4 Verhaltensanalyse

Sie haben jetzt die ersten drei Punkte eines Antragsberichtes erstellt: die Symptomatik, die Lebensgeschichte und den psychischen Befund. Jetzt folgt jedoch erst der Teil des Berichts, der den meisten Kollegen das größte Kopfzerbrechen bereitet – trotz ihrer fachlichen Kompetenz und ihrer Fähigkeit, verhaltensanalytische Überlegungen anzustellen und daraus ein Behandlungskonzept abzuleiten. Aber dies schriftlich und unter Berücksichtigung aller wesentlichen Punkte zu formulieren, fällt einigen Kollegen doch recht schwer.

Mit der folgenden Aufgabe können Sie (unter Berücksichtigung der Erläuterungen in Kapitel 3) lernen, wie Sie bei der Verhaltensanalyse strukturiert vorgehen und sich das Formulieren erleichtern können.

Wählen Sie *drei* lebensgeschichtliche Bereiche des Patienten (s. S. 54) aus, anhand derer Sie die Verhaltensanalyse beschreiben und ausdifferenzieren wollen. Es gibt verschiedene Ansätze, um eine störungsspezifische Symptomatik zu erklären (z. B. psychologische Theorien zur Depressionsentstehung, wie die erlernte Hilflosigkeit nach Seligman, negative kognitive Schemata und Überzeugungen nach Beck, psychosoziale und genetisch bedingte Faktoren, physiologische Ursachen, psychologische Theorien zur Angstentstehung etc.). Wählen Sie ein für Sie nachvollziehbares Konzept aus, und stellen Sie anhand dessen eine Hypothese in Bezug auf die Genese der Symptomatik auf. Beschränken Sie sich dabei auf eine begrenzte Zahl von Ansätzen.

Beginnen Sie mit dem übergeordneten Störungsmodell (Makroebene), z. B. mit den auslösenden und aufrechterhaltenden Bedingungen der Symptomatik, und gehen Sie dann auf die Lerngeschichte über. Wählen Sie nun *eine* für den Patienten typische (konkrete) Situation aus, in der seine Symptomatik auftritt. Erstellen Sie hierfür ein funktionales Bedingungsmodell anhand des S-O-R-(K)-C-Schemas.

4.2.5 Therapieziele

Jetzt haben Sie es bald geschafft! Der schwierigste Teil liegt hinter Ihnen. Schauen Sie sich jetzt noch einmal Ihre Beschreibung der Symptomatik, die Biografie und die von Ihnen erstellte Verhaltensanalyse an:

a) Notieren Sie sich zu dem Fall zunächst stichwortartig mögliche therapeutische Ziele, und wählen Sie dann eine begrenzte Anzahl an Therapiezielen aus, die Sie ausformulieren wollen.

b) Überlegen Sie, welche Ziele der Patient für sich benennen würde und für welche Ziele er sich am meisten motivieren könnte.

c) Jetzt formulieren Sie die Ziele aus. Benennen Sie die Ziele nicht nur, sondern erläutern Sie diese auch. Unterscheiden Sie Gesamt- und Teilziele. Beachten Sie, dass die Ziele für den Patienten und innerhalb des Stundenkontingents umsetzbar sein müssen.

4.2.6 Behandlungsplanung

Erstellen Sie nun einen Behandlungsplan, mit dem die Ziele erreicht werden sollen. Nehmen Sie hierfür, falls erforderlich, ein Verhaltenstherapiemanual zur Hand, um die richtigen Methoden für die zu behandelnde Problemstellung benennen zu können.

a) Stimmen Sie die Interventionen auf das Störungsbild und die Ziele ab, und bedenken Sie, dass Sie nur richtlinienkonforme Methoden aufführen dürfen.

b) Welche einzelnen Interventionen kommen in Frage? Wie und wozu setzen Sie diese konkret ein?

c) Formulieren Sie unter Berücksichtigung der formalen Aspekte einen Satz zur Beantragung des Stundenkontingents.

Haben Sie bis hierher durchgehalten? Gehen Sie beim nächsten Mal entsprechend diesem Schema strukturiert vor. Mit ein wenig Übung wird Ihnen das Schreiben zunehmend leichterfallen. Im nächsten Kapitel finden Sie einige Fallbeispiele, an denen Sie sich orientieren und die Sie für Übungszwecke nutzen können.

Suchen Sie sich ein Fallbeispiel aus, und lesen Sie sich zunächst nur die Punkte 1 bis 4 durch. Erstellen Sie daraufhin selbstständig eine Verhaltensanalyse und ein Behandlungskonzept. Versuchen Sie dabei auch, Ihre eigene Sprache und eigene Formulierungen zu finden.

5. Fallbeispiele entsprechend den F-Diagnosen des ICD-10 Kapitel V

In diesem Kapitel sind neun Fallbeispiele mit verschiedenen Störungsbildern aufgeführt, welche Ihnen eine Orientierungshilfe bieten und anhand deren Ihnen das Schreiben der Antragsberichte konkret verdeutlicht wird. Schauen Sie sich die Fälle an: Wie ist die Verhaltensanalyse formuliert, wie der Behandlungsplan konzipiert?

5.1 Fallbeispiel: Depressive Störung

Bericht zum Umwandlungsantrag auf Langzeittherapie

F32.1 mittelgradige depressive Störung G

Rahmendaten:
Alter: 40 Jahre
Geschlecht: weiblich
Beruf: Versicherungskauffrau
Familienstand: verheiratet, keine Kinder

9.[14] Es fand zunächst eine KZT zur Überprüfung der Indikation einer Langzeittherapie statt. Während der bisherigen Therapie erschien die Patientin zuverlässig zu den vereinbarten Terminen und zeigte eine sehr motivierte Mitarbeit. Es konnten bereits gute Teilerfolge erzielt werden, und der Patientin gelingt es, das neu erlernte Verhalten in ihren Alltag zu integrieren.

Zu Beginn der Therapie war es zunächst wichtig, die Patientin emotional zu stabilisieren und dabei zu unterstützen, den Blick mehr auf sich statt auf ihren Ehemann zu richten. Dabei wurde im Verlauf immer deutlicher, wie sehr sie ihre Alltagsgestaltung nach ihrem Mann richtet und eigene Bedürfnisse zurückstellt. So ist es beispielsweise seit langer Zeit ein Wunsch der Patientin, ein verlängertes

---

14 Zur Erläuterung der Ziffern im Antragsbericht s. S. 26.

Wochenende alleine in einem Wellness-Hotel zu verbringen, was sie aufgrund der ablehnenden Haltung ihres Mannes, aber auch ihrer eigenen Angst davor, dass dieser sich während ihrer Abwesenheit etwas antun könne, bis heute nicht in die Tat umgesetzt hat. Die Patientin erkennt mittlerweile, dass sie und ihr Mann wie „siamesische Zwillinge" miteinander verbunden sind und welche Auswirkungen dies auf ihre Lebensgestaltung hat. Es gelingt ihr zunehmend besser, ihren Ehemann in der eigenen Selbstverantwortung wahrzunehmen (insbesondere in Bezug auf seine depressive Erkrankung) und sich adäquat abzugrenzen. Zudem hat die Patientin gelernt, dysfunktionale Muster bei sich zu erkennen und vermehrt antidepressive Techniken, insbesondere in Situationen, die sie bisher ängstlich erlebt und schuldhaft verarbeitet hat, einzusetzen. Sie ist bereits aktiver geworden und setzte sogar ihren Wunsch nach gemeinsamen Unternehmungen am Wochenende (z. B. Tanzkurs) durch, obwohl sich diesbezüglich zunächst große Widerstände auf Seiten ihres Ehemannes zeigten. In Anbetracht seiner massiven Stimmungsschwankungen kann der Tanzkurs jedoch noch nicht regelmäßig besucht werden, was bei der Patientin immer wieder zu großen Enttäuschungen führt. Hier wird es in einem nächsten Therapieabschnitt notwendig sein, sie verstärkt zu eigenständigen Unternehmungen und dem Schließen neuer sozialer Kontakte zu motivieren, sodass sie auch im Bereich der Freizeitgestaltung unabhängiger von ihrem Ehemann wird. Insgesamt befindet sie sich auf dem Weg zu einer realistischeren Selbst- und Fremdwahrnehmung. Es fällt ihr weiterhin schwer, sich zu entspannen, und es bestehen nach wie vor Ängste und Unsicherheiten in Bezug auf das Durchsetzen eigener Wünsche und Bedürfnisse. Insgesamt sind die Fortschritte der Patientin als sehr positiv, aber noch äußerst instabil zu bewerten, sodass es dringend weiterer therapeutischer Unterstützung bedarf, um die bisherigen Therapieerfolge nicht zu gefährden bzw. weiterhin konsolidieren zu können. Eine Beendigung der Therapie zum jetzigen Zeitpunkt hätte einen Rückfall zur Folge, sodass nun die Umwandlung in eine LZT mit weiteren 20 Therapiestunden beantragt wird, die i. d. R. in wöchentlichen Sitzungen stattfinden sollen.

1. Die Patientin kommt aus eigenem Antrieb in die Psychotherapie und berichtet im Erstgespräch, dass sie sich seit einiger Zeit niedergeschlagen, antriebslos und überfordert fühle. Insbesondere in Bezug auf die Erkrankung ihres Mannes wisse sie nicht, wie sie sich „richtig" verhalten solle, und fühle sich in ihrer Lebensgestaltung beeinträchtigt. Ihr Ehemann leide seit Jahren unter „wiederkehrenden stark depressiven Phasen" und habe mittlerweile „jegliche Tagesstruktur" verloren, sodass auch die Paarbeziehung zunehmend darunter leide. Nachdem er vor etwa

fünf Wochen einen „erneuten Schub" bekommen habe, sei auch die Patientin „völlig am Boden zerstört" gewesen. („Wenn es meinem Mann gut geht, geht es mir besser".) Nun leide sie unter starken Schlafstörungen, liege in der Nacht stundenlang wach im Bett und denke über ihre Beziehung sowie die Erkrankung ihres Mannes nach. („Meine Gedanken kreisen ständig um ihn, ob es ihm gut geht oder nicht".) Schon seit Längerem fühle sie sich „völlig erschöpft", überfordert sowie angespannt und unruhig. In Konfliktsituationen reagiere sie „schneller gereizt", was sie sich allerdings dadurch erkläre, dass sie aufgrund „der Passivität" ihres Mannes alle Entscheidungen alleine treffen „müsse".

2. Die Patientin sei mit ihrer jüngeren Schwester (-5 Jahre) in einer strengen, konfliktvermeidenden und harmoniebetonten Familienatmosphäre aufgewachsen. Streit habe es „nie" gegeben („wobei mir mehr als 20 Jahre eine heile, harmonische Ehe der Eltern vorgespielt wurde"). Die Mutter (+28 Jahre, Bankkauffrau) sei eine liebevolle, fürsorgliche und nach Harmonie strebende Frau, die aufgrund ihrer beruflichen Tätigkeit nur wenig Zeit für die Patientin habe aufbringen können. Die Beziehung zu ihr schildert die Patientin als eng, doch habe sie sich grundsätzlich mehr Aufmerksamkeit von der Mutter gewünscht. Der Vater (+30 Jahre, Architekt) sei ebenfalls sehr eingespannt gewesen, sodass er im familiären Alltag gefehlt habe. Insgesamt wird er als ein egoistischer und strenger Mann geschildert, der großen Wert auf die eigene Bedürfnisbefriedigung gelegt habe. Zu ihrer Schwester habe die Patientin durchgängig in einer positiven Beziehung gestanden, und sie habe sich in der Rolle der „Älteren" bereits früh für ihre Schwester verantwortlich gefühlt.

Die Patientin hat bei durchschnittlichen Leistungen eine Realschule besucht. Der Kontakt zu ihren Mitschülern sei unauffällig verlaufen. Im Anschluss an ihre mittlere Reife habe sie eine Ausbildung zur Versicherungskauffrau absolviert und sei nun seit 25 Jahren als Sachbearbeiterin tätig. Sie arbeite in der gleichen Abteilung wie ihr Ehemann, der aufgrund seiner Erkrankung momentan arbeitsunfähig sei. Bereits seit einigen Jahren fühle sich die Patientin an ihrem Arbeitsplatz sehr unwohl, da sie kaum Anerkennung von ihrem Chef erhalte und von einer Kollegin „gemobbt" werde.

Mit ihrem Mann, den sie vor einem Jahr geheiratet hat, sei die Patientin bereits seit 22 Jahren zusammen. Er leide bereits seit vielen Jahren an einer rezidivierenden depressiven Störung, was für die Beziehung mittlerweile eine „massive Belastung" darstelle. Das Paar verfüge nur begrenzt über soziale Kontakte, und auch gemeinsame Aktivitäten seien derzeit eingeschränkt. Als eine weitere Belastung benennt die Patientin die Pflege ihrer Schwiegermutter, die vor einigen Monaten verstorben sei.

Körperliche Erkrankungen/bisherige Psychotherapien:
Keine für die Psychotherapie relevanten körperlichen Erkrankungen. Bisher keine stationären Aufenthalte oder ambulanten Psychotherapien. Keine Medikation.

3. Bei der Patientin handelt es sich um eine gepflegte, modisch und sportlich gekleidete Frau, die freundlich zugewandt über ihre Problematik berichtet. Im Gespräch wirkt sie unsicher und nervös, bei depressiv sowie ängstlich getönter Stimmungslage. Der Antrieb erscheint herabgesetzt, und die Patientin leidet unter Gefühlen der inneren Anspannung. Gedanklich ist sie auf die Probleme innerhalb ihrer Paarbeziehung eingeengt sowie auf die Erkrankung ihres Ehemannes fixiert. Ihr Leidensdruck ist hoch, und sie macht einen überdurchschnittlich intelligenten Eindruck, bei durchschnittlicher Differenziertheit und Introspektionsfähigkeit. Auffällig im Kontakt sind ihre Gewissenhaftigkeit, ihr Perfektionismus sowie ihre Angst vor Veränderungen. Die mnestischen Funktionen sind intakt, und es finden sich keine Hinweise auf psychotisches Erleben oder Zwangsphänomene. Sie ist zu allen Bewusstseinsinhalten voll orientiert, bei leichter Verminderung der Konzentrationsfähigkeit. Ein- und Durchschlafstörungen bei deutlicher Grübelneigung. Sozialer Rückzug. Kein Alkohol-, Drogen- oder Medikamentenabusus. Suizidale Tendenzen werden glaubhaft verneint.

Testpsychologischer Befund: Nach dem BDI erzielte die Patientin 20 von 36 Punkten, was für eine klinisch relevante Depression spricht.

4. Siehe Konsiliarbericht.

5. Bei der Patientin liegt eine depressive Störung, einhergehend mit Überforderungsgefühlen, Schlafstörungen sowie innerer Anspannung, vor, die sich im Zusammenhang mit multiplen psychosozialen Belastungsfaktoren (Erkrankung des Mannes, Pflege der Schwiegermutter, Unzufriedenheit am Arbeitsplatz) entwickelte. Vor dem Hintergrund fehlender funktionaler Bewältigungsstrategien und ihrer mangelnden Abgrenzungsfähigkeit ist die Patientin nicht in der Lage, ihrer Situation sowie den damit verbundenen Konflikten aktiv zu begegnen.

Die Genese dieser depressogenen und unsicheren kognitiven Strukturen ist in den familiären Erfahrungen der Patientin zu suchen. Sie wuchs in einer konfliktvermeidenden und harmoniebetonten Familienatmosphäre auf, in der sie nur unzureichend Strategien für den Umgang mit Konfliktsituationen erlernen konnte. Beide Elternteile scheinen vor dem Hintergrund ihrer hohen beruflichen Belastung nur wenig Zeit für die Betreuung ihrer Kinder aufgebracht zu haben, sodass die Patientin in Problemsituationen bereits früh auf sich allein gestellt blieb. Dies verhinderte den Aufbau adäquater Problembewältigungsstrategien und förderte die Entwicklung grundsätzlicher Hilflosigkeitsüberzeugungen. Bei der Zurücknahme eigener Wünsche und Bedürfnisse sowie durch die altruistische Übernahme von Verantwortung (z. B. der Schwester gegenüber) war es der Patientin möglich, sich ein Mindestmaß an Anerkennung und Zuwendung der Eltern zu sichern. Es kam zum Aufbau überhöhter Anpassungsstandards, die die Entwicklung einer differenzierten Wahrnehmung eigener Bedürfnisse und Gefühle behinderten und die aktuell zum Erhalt der Störung beitragen. Die Patientin konnte somit weder lernen, eigene Interessen zu vertreten, noch, sich adäquat von ihrem Gegenüber abzugrenzen. Im Rahmen von Konflikt- und Belastungssituationen fühlt sie sich somit hilflos ausgeliefert und zieht sich verstärkt zurück. Insgesamt stellt sie, wie bereits die eigene Mutter, einen hohen Anspruch an die Harmonie innerhalb ihrer Beziehungen (harmonische, konfliktfreie Ehe am Modell der Eltern), was eine aktive Konfliktbewältigung verhindert. Insbesondere aversive und aggressive Gefühle (in Situationen der Selbstbehauptung) hat sie nicht gelernt wahrzunehmen und adäquat zu äußern (= Verhaltensdefizit). Vor dem Hintergrund ihrer Lerngeschichte reagiert die Patientin auf sie überfordernde Situationen mit einer erhöhten Empfindlichkeit und Stress. In Situationen, in denen es um Selbstbehauptung geht und in denen sie für sich einstehen, den Blick auf sich richten müsste, fühlt sie sich hilflos ausgeliefert. Solche Situationen sind mit massiven Schuldgefühlen verbunden (so fühlt sie sich für ihren Mann verantwortlich und bekommt sofort Schuldgefühle, wenn sie ihn alleine lässt). Dabei konzentriert sich ihre bisherige Lebensgestaltung auf die Beziehung zu ihrem Mann sowie seine Erkrankung. Durch die ständige Unterdrückung eigener Gefühlswahrnehmungen und den Versuch, es ihrem Mann recht zu machen (Verhaltensexzess), bei gleichzeitiger Übernahme von teils falscher Verantwortung geriet die Patientin zunehmend mehr in die Selbstüberforderung. Es war ihr nicht möglich, sich die notwendige Ruhe zur Regeneration zu erlauben, was schließlich in ihrer depressiven Dekompensation mündete.

Funktionale Bedingungsanalyse:

S: Multiple psychosoziale Belastungsfaktoren (Erkrankung des Mannes, Pflege der Schwiegermutter, berufliche Unzufriedenheit). Konfliktsituationen.

O: Erhöhte Stressreagibilität, überhöhte Verantwortungs- und Anpassungs-
           standards.
Rbehav: Anpassung an die Bedürfnisse des Gegenübers (besonders des Ehemannes),
           depressiver Rückzug und Vernachlässigung positiver Aktivitäten.
Remot: Niedergeschlagenheit, Hilflosigkeit, Überforderung, Ängste und Unsi-
           cherheiten (in Bezug auf die Erkrankung des Ehemannes).
Rkog: Dysfunktionale Gedanken in Bezug auf das Selbst, die Umwelt und die
           Zukunft (z. B. „Wenn ich alleine in Urlaub fahre, tut sich mein Mann
           etwas an", „Ich muss meine Bedürfnisse zurückstellen, um liebenswert
           zu sein"), Grübeln.
Rphys: Antriebslosigkeit, Schlafstörungen, Erschöpfung.
Ckf: Kurzfristige Entlastung durch Rückzug in die Depression (C↗) sowie die
           Vermeidung von Veränderungen und Konflikten.
Clf: Die Symptomatik bleibt bestehen und verstärkt sich. Das Selbstwertgefühl
           sinkt weiter. Hilflosigkeitsgefühle und Überforderungsempfinden wer-
           den weiter aufrechterhalten. Die Patientin ist in ihrer Lebensbewältigung
           eingeschränkt. Gefahr der Arbeitsunfähigkeit.

6. F32.1 mittelgradige depressive Störung G

7. Das Hauptziel der Therapie wird es sein, die depressive Symptomatik der Patientin abzubauen. Hierzu soll sie in ihrer Abgrenzungsfähigkeit gefördert werden und
eine differenzierte Wahrnehmung eigener Bedürfnisse und Gefühle entwickeln,
sodass es ihr möglich wird, sich an diesen zu orientieren und selbstfürsorglicher
zu handeln.

Daraus ergeben sich folgende Teilziele:
Nach dem Aufbau einer vertrauensvollen und kooperativen therapeutischen
Arbeitsbeziehung werden der Patientin Informationen über ihre Störung vermittelt, und sie wird lernen, auslösende und aufrechterhaltende Faktoren zu erkennen, um aktiv auf diese einwirken zu können. Sie wird lernen, ihre Gefühle
und Bedürfnisse differenzierter wahrzunehmen, Fehlinterpretationen aufzugeben sowie den Blick mehr auf sich zu richten. Sie soll in die Lage versetzt werden, ihren Alltag (stressfrei) zu bewältigen und anstelle ihrer überwiegend an
den Bedürfnissen ihres Mannes ausgerichteten Verhaltensweisen stärker eigene Belange zu vertreten. Hierfür wird es notwendig sein, die Patientin in ihrer
Abgrenzungsfähigkeit zu fördern sowie den Aufbau eines Selbstwertgefühls zu

unterstützen, welches weniger von der Übernahme von Verantwortung abhängig ist. Ihren perfektionistischen Anspruch an sich selbst gilt es abzubauen, dysfunktionale und depressive Kognitionen müssen in diesem Zusammenhang an der Realität gemessen und modifiziert werden. Zudem wird es wichtig sein, die Patientin in ihren sozialen Kompetenzen zu fördern, sodass sie konfliktfähiger wird und Hilflosigkeits- sowie Abhängigkeitsgefühle abgebaut werden können. Sie wird in ihrer Entspannungsfähigkeit gefördert werden, um ihr allgemeines Anspannungsniveau zu senken und positiv auf den Nachtschlaf einzuwirken. Dazu gehört, dass sie lernt, Entspannung in für sie problematischen Situationen eigenständig herzustellen. Insgesamt ist es wichtig, dass die Patientin zu einer verbesserten Stress- und Problembewältigung gelangt, ohne sich permanent zu überfordern. Da die Patientin über so gut wie keine Kontakte außerhalb des familiären Umfelds verfügt und keinen positiven Aktivitäten nachgeht, gilt es, den Aufbau dieser Aktivitäten zu fördern sowie die Genussfähigkeit der Patientin zu erhöhen. Insgesamt sollen hierdurch alternative Verstärkerquellen erschlossen sowie eine allgemeine Stimmungsaufhellung erzielt werden.

Die Patientin ist bei hohem Leidensdruck zu einer Verlängerung der Therapie sehr motiviert, sodass die Prognose auch vor dem Hintergrund der bisher erzielten Erfolge insgesamt als ausreichend günstig zu bewerten ist.

8. Es sind weitere 20 Sitzungen Einzeltherapie VT zu je 50 Minuten mit i. d. R. wöchentlichen Sitzungen geplant. Folgende verhaltenstherapeutische Methoden sind dabei bereits zum Einsatz gekommen oder sollen es noch:

- Aufbau einer tragfähigen, vertrauensvollen und kooperativen therapeutischen Arbeitsbeziehung/Ressourcenverstärkung und Psychoedukation: Erstellung eines individuellen Störungsmodells, Verhaltensanalyse.
- PMR (nach Jacobson) zur Verminderung der inneren Anspannung, zur Stressprophylaxe und zur Verbesserung des Nachtschlafes.
- Verbesserung der sozialen Fertigkeiten, insbesondere der Selbstsicherheit, Durchsetzungs- und Abgrenzungsfähigkeit sowie Konfliktfähigkeit, durch Elemente des Selbstsicherheitstrainings ATP (nach R. Ullrich, R. de Muynck): Modelllernen, Rollenspiele, Transfer in die Realität; eigene Bedürfnisse gegenüber dem Ehemann artikulieren, durchsetzen und abgrenzen, sich selbst Fehler erlauben, Verantwortung abgeben.
- Kognitive Umstrukturierung (nach Beck/Ellis) mit Hilfe des ABC-Schemas: Dysfunktionale Grundannahmen sollen identifiziert, im sokratischen Dialog hinterfragt und alternative Gedanken formuliert werden. Abbau von Hilflosig-

keits- und Minderwertigkeitsgefühlen sowie negativen Erwartungen bezüglich der Zukunft. Aufbau eines positiven Selbstbildes.

* Selbstmanagementmethoden: Die Patientin wird lernen, sich selbst zu beobachten, und lernen, ihr Verhalten mittels Selbstinstruktionen zu verändern.
* Identifikation und Aufnahme positiv verstärkender Aktivitäten zur Vermittlung von Erfolgs- und Zufriedenheitserlebnissen. Genusstraining.

Bericht zum ersten Fortführungsantrag

1. Zum Vorbericht sind keine Ergänzungen zu machen. Die Patientin hat bei recht wechselhaftem Verlauf bereits gut von der Therapie profitieren können. Insgesamt konnte die positive Entwicklung fortgeführt und die Symptomatik in ihrer Intensität weiter reduziert werden.

Im Therapieverlauf kam es jedoch zu massiven Belastungen, z. B. durch einen Selbstmordversuch des Ehemannes, der auf Seiten der Patientin zu einer zeitweisen Verstärkung der Symptomatik führte. In Anbetracht ihres erstarkten Selbstbewusstseins und ihrer zunehmenden Abgrenzungsfähigkeit nahmen die ehelichen Konflikte zunächst zu, was zahlreiche Kriseninterventionen notwendig machte und somit einige Stunden in Anspruch nahm, um die Patientin wieder zu stabilisieren und eine vollständige Dekompensation zu vermeiden. Im Rahmen eines heftigen Streits zwischen den Eheleuten zeigte sich der Mann der Patientin gegenüber beispielsweise sehr aggressiv und aufbrausend, was sie zunächst stark einschüchterte und ihre Schuldgefühle erneut schürte. Zwar konnte sie sich inzwischen wieder etwas stabilisieren und auf ihre Selbstfürsorge fokussiert werden, doch ist vor diesen genannten Hintergründen eine Fortführung der Therapie dringend indiziert.

2. Während der bisherigen psychotherapeutischen Behandlung erschien die Patientin zuverlässig zu den vereinbarten Terminen und arbeitete bei hohem Leidensdruck motiviert und entsprechend meinen Anleitungen mit. Methodisch orientierten sich die bisher durchgeführten therapeutischen Interventionen im Wesentlichen an dem im Vorbericht angeführten Therapieplan. Das therapeutische Arbeitsverhältnis kann dabei weiterhin als vertrauensvoll, stabil und konstruktiv bezeichnet werden.

Im letzten Therapieabschnitt ging es verstärkt um die Abgrenzungsfähigkeit der Patientin sowie darum, dass sie zu mehr Selbstfürsorge gelangt und verstärkt lernt, eigene Wünsche und Belange ohne das Erleben von Ängsten, Unsicherheiten und Schuldgefühlen (insbesondere dem Ehemann gegenüber) durchzusetzen. Insgesamt konnte sie hier gute Fortschritte erzielen und ist aktiver in Richtung das Schließens sozialer Kontakte geworden. Sie unternahm wieder mehr, lernte andere Menschen kennen, schloss Freundschaften und besuchte Museen etc., wobei sie sich dem Ehemann gegenüber jedoch weiterhin verantwortlich fühlte. Als dieser dann schließlich einen Suizidversuch unternahm, erlebte die Patientin ein „Wechselbad der Gefühle", welches mit starker Hilflosigkeit und Überforderungsgefühlen einherging. In dieser Situation erhielt sie Beistand durch ihre Mutter, die ihr für den Notfall „Asyl" anbot. Nach zahlreichen Kriseninterventionen und während sich ihr Mann in der Reha befand, stabilisierte sich die Patientin zunehmend. Sie entschloss sich erstmals dazu, für einige Tage alleine einen Kurzurlaub zu unternehmen, den sie als positiv und entlastend erlebte. Zunächst fiel es ihr noch schwer, sich von dem Selbstmordversuch ihres Ehemannes zu distanzieren. Dies sowie die damit verbundenen Schuldgefühle konnten mittlerweile innerhalb der Therapie gut bearbeitet werden. Die Patientin beginnt zunehmend, ihren Mann sowie sich selbst in der Selbstverantwortung wahrzunehmen. Zudem macht auch er aktuell eine Therapie und große Fortschritte, doch reagiert er weiterhin schnell aggressiv auf die Grenzsetzungen der Patientin, sodass es weiterhin einer Verstärkung ihrer neu erlernten Verhaltensweisen im therapeutischen Kontakt bedarf. Insgesamt ist die Patientin immer noch auf ihren Ehemann fokussiert und übernimmt noch zu viel Verantwortung für sein allgemeines Befinden sowie seine Bedürfnisbefriedigung.

Die Patientin muss hier noch weiter lernen, den Blick mehr auf sich zu richten und mehr Selbstfürsorge entwickeln. So erkennt sie zwar, dass sie zu viel „falsche" Verantwortung übernimmt, und hat den Wunsch nach mehr Abgrenzung, fühlt sich jedoch noch unsicher darin, „den Weg der Veränderung aktiv zu gehen". Besonders in den heftigen, eskalierenden Konfliktsituationen fühlt sich die Patientin von ihrem Ehemann tyrannisiert. Er wirft ihr vor: „Du bist schuld, wenn ich meine Therapie abbreche, du machst alle Fortschritte von mir kaputt." In besonderen Belastungssituationen und auf neue Anforderungen reagiert sie zum Teil noch mit zunehmenden Schlafstörungen, Ängsten sowie depressiven Verstimmungen. Entlastend wirkte sich hier besonders die Stellungnahme ihres Hausarztes aus, der ihr versicherte, dass sie ihrem Mann nicht helfen und nicht verhindern könne, wenn er sich umbringen wolle. Mittlerweile ist die Patientin zunehmend in der Lage, sich Hilfe zu suchen (z.B. Kontakt zur Selbsthilfegruppe) und die angebotene Hilfestellung (z.B. von Seiten der Mutter) anzunehmen. Im Rahmen der

Therapie wurden zudem Notfallmaßnahmen sowie konkrete Handlungsweisen für den Umgang mit spezifischen Belastungssituationen (z. B. Umgang mit etwaigen Suizidandrohungen) besprochen, die die Patientin als sehr entlastend empfand und auf ihren Alltag übertragen konnte.

3. Im nächsten Therapieabschnitt wird es in der Hauptsache um die noch offenen Themenpunkte aus Punkt 2 gehen und darum, dass die Patientin ihre Krise überwindet und die Symptomatik weiter vermindert wird. Sie erreichte bis auf die Einbrüche in Krisensituationen gute Erfolge, an die jetzt angeknüpft werden soll und die stabilisiert werden müssen. Methodisch wird dabei weiterhin nach dem im Vorbericht aufgeführten Therapieplan vorgegangen werden. Insbesondere sollen die bereits entwickelten selbstwertdienlichen Grundannahmen, deren Umsetzung in konkrete Verhaltensweisen sowie die Abgrenzungsfähigkeit der Patientin weiter gefestigt und ihre Selbstfürsorge noch weiter gefördert werden. Hierzu werden zahlreiche Übungen notwendig sein (z. B. durch Rollenspiele in der Therapie, Transfer in den Alltag). Inhaltlich wird es vor allem darum gehen, dass die Patientin lernt, ihre Grenzen noch besser zu erkennen, zu akzeptieren und sie auf der Verhaltensebene dann dementsprechend umzusetzen, anstatt sich für ihren Ehemann verantwortlich zu fühlen.

Die Patientin ist sehr reflektiert und erkennt auch, dass sie sich mit ihrem Verhalten selbst überfordert, jedoch ist sie weiterhin auf Unterstützung bei der Umsetzung angewiesen. Insgesamt ist die Prognose bei guter Motivation und hoher Veränderungsbereitschaft weiterhin als ausreichend günstig zu erachten. Um die bisherigen Erfolge zu stabilisieren und die Fortschritte ausbauen zu können, werden nun weitere 15 Sitzungen beantragt.

Bericht zum zweiten Fortführungsantrag

1. Die Patientin konnte bereits in vielfacher Hinsicht von der Therapie profitieren. Zur aktuellen Situation ist zu berichten, dass die Belastung am Arbeitsplatz der Patientin massiv zugenommen hat (Krankheit mehrerer Kollegen, erhöhte Anforderungen durch Fusion der Firma), was sie zurzeit als sehr belastend empfindet und was von starken Erschöpfungsgefühlen begleitet wird. Hinzu kommt, dass beim Ehemann eine Wiedereingliederungsmaßnahme (Arbeitsplatz) kurz bevorsteht, was sowohl ihn als auch die Patientin verunsichert. Vor diesem Hintergrund möchte es sich die Patientin momentan nicht zugestehen, in eine Reha zu gehen, da sie es für dringend notwendig erachtet, ihren Mann während dieser Phase zu unterstützen (s. auch Punkt 2). Trotz bisher erzielter guter Fortschritte ist die Symptomatik immer noch in einem behandlungsbedürftigen Ausmaß vorhanden, was eine Fortführung der Therapie notwendig und sinnvoll macht, um einer erneuten Dekompensation vorzubeugen.

2. Die Patientin erschien weiterhin motiviert und zuverlässig zu den Therapiestunden. Es besteht eine gute und fruchtbare Therapiebeziehung.

Im letzten Behandlungsabschnitt stellte die hochsymbiotische Paarbeziehung der Patientin eines der Hauptthemen dar. Zwar gelingt es ihr schon deutlich besser, sich von ihrem Ehemann abzugrenzen, doch ist dies in Situationen, in denen es ihm schlecht geht, noch mit massiven Schuld- und Verantwortungsgefühlen verbunden. Hier handelt es sich um äußerst rigide, vor langer Zeit entwickelte Denk- und Verhaltensmuster, welche aber in Relation zur Zeit der bisherigen Therapie schon gut aufgelockert werden konnten. Die Patientin lernt sehr langsam, aber zunehmend besser, für sich selbst zu sorgen und auf ihre eigenen Bedürfnisse zu achten. Mittlerweile spielt sie auch weniger die „Ko-Therapeutin" für ihren Ehemann, vertraut dessen Therapeutin und kann Verantwortung an diese abgeben. Dennoch fühlt sie sich aktuell sehr angespannt, da die Wiedereingliederung ihres Mannes am Arbeitsplatz nach dem Hamburger Modell kurz bevorsteht. Sie ist schon jetzt sehr nervös, zum einen, da es für sie wichtig ist, dass sein Leben wieder in regelmäßige Bahnen gerät, zum anderen, da sie ihn gerne unterstützen möchte, selbst aber momentan am Limit ihrer Kräfte steht. Ihre Erschöpfung geht so weit, dass sie selbstständige Aktivitäten sowie das Tanzen (mit dem Ehemann) einschränkt. Sie sieht selbst, dass sie damit Gefahr läuft, in den alten Teufelskreis aus Erschöpfung, gedrückter Stimmung und gemindertem Antrieb zu geraten, und ist bereit, an diesem Punkt erneut anzusetzen. Insgesamt fällt es ihr noch schwer, ihrem Mann in Diskussionen oder im Alltag Kontra zu geben, was auch auf dessen schwere suizidale Krise im vergangenen Jahr zurückzuführen ist. So befürchtet sie weiterhin, er könnte erneut dekompensieren, und hält sich daher weitgehend zurück. Auch hier braucht sie noch Unterstützung, um aktive Schritte der Veränderung zu gehen.

3. Im nun letzten Behandlungsabschnitt gilt es, die Symptomatik weiter zu vermindern und die Erfolge auszuweiten. Methodisch sind keine Änderungen vorgesehen. Insbesondere soll die Patientin weiter verstärkt darin unterstützt werden, ihre Fähigkeiten zur Selbstfürsorge noch stärker auszubauen und zu festigen. Auch die Arbeit an der kognitiven Umstrukturierung (v. a. „ich kann nicht immer für andere die Verantwortung übernehmen") soll fortgeführt werden. Sie hat hier schon gute Fortschritte erzielt, braucht aber immer noch Unterstützung, um diese Erfolge zu stabilisieren, da sonst ein Zurückfallen in alte Denk- und Verhaltensmuster noch sehr wahrscheinlich ist. Ein Reha-Aufenthalt soll erneut thematisiert werden, damit die Patientin wieder zu Kräften gelangen und sich von ihrer Verantwortungshaltung besser lösen kann. Es wird auch wichtig sein, dass sie lernt, sich ihrem Mann gegenüber besser durchzusetzen und ihre Meinung klar zu äußern. Sie soll zu der Erkenntnis gelangen, dass sie ihm und sich selbst keinen Gefallen damit tut, wenn sie sich mit ihrer eigenen Meinung zurückhält.

Weiterhin sollen die Strategien zur Rückfallprophylaxe noch vertieft werden, und die Patientin soll in der Wahrnehmung der eigenen Handlungsfähigkeit verstärkt werden, um sie schließlich in die Lage zu versetzen, langfristig auch schwierige Situationen ohne therapeutische Hilfe bewältigen zu können.

Ergänzungsbericht

1. Die Patientin wünscht sich weitere Unterstützung, um die bereits erzielten Fortschritte zu stabilisieren und die oben genannten Punkte zu bearbeiten. Sie möchte einer erneuten Dekompensation vorbeugen und neu erlernte Erlebens- und Verhaltensweisen festigen, ohne in alte Muster zurückzufallen. Sie fühlt sich durch ihre bisher erreichten Fortschritte sehr motiviert, nimmt sich stärker in der eigenen Selbstwirksamkeit wahr und wünscht sich eine Verlängerung der Therapie, die sie bisher sehr konstruktiv für sich nutzen konnte und die sie als enorm unterstützend erlebt.

2. Die Patientin konnte schon einige Erfolge erzielen, ist aber insbesondere belastenden Situationen noch nicht ausreichend gewachsen, was sich im letzten Jahr in Zusammenhang mit der suizidalen Krise des Ehemannes deutlich zeigte. Der nur sehr langsam verlaufende therapeutische Prozess macht eine Fortführung notwendig, um eine erneute Dekompensation (in Anbetracht der zunehmenden Arbeitsbelastung) zu verhindern und die Chance auf eine Bewältigung der aktuell belastenden Situation sowie der damit verbundenen depressiven Entwicklung aufrechtzuerhalten. Insbesondere soll eine verbesserte Selbstfürsorge und damit eine bessere Abgrenzung vom Ehemann erreicht werden. Die Behandlung zielt darauf ab, diesbezüglich weitere Bewältigungsstrategien zu entwickeln und diesen Zustand dann zu stabilisieren (z. B. indem die Patientin zunehmend eigenständig lernt, die in der Therapie erlernten Strategien in ihrem Alltag wie in der Beziehung zum Ehemann anzuwenden).

3. Die Patientin führt ihre Übungen entsprechend den Vorgaben engagiert durch und zeigt eine große Sorgfalt in Bezug auf ihre therapeutischen Hausaufgaben. Sie fühlt sich noch nicht ausreichend genug in der Lage zur Selbsthilfe und eigenverantwortlichen Bewältigung ihrer Verhaltensstörung. Sie nimmt sich wesentlich stärker in der eigenen Selbstwirksamkeit wahr und ist optimistisch, ihre Situation bewältigen zu können und eine weitere Symptomreduktion zu erzielen. Sie ist sehr motiviert, und es besteht weiterhin eine gute, vertrauensvolle Therapiebeziehung. Die Prognose wird daher vorsichtig als gut eingeschätzt.

4. Es werden hiermit weitere 20 Einzelsitzungen à 50 Minuten beantragt, die dann später in größer werdenden, zwei- bis dreiwöchigen Abständen für die Phase der Beendigung der Therapie zur Verfügung stehen sollen.

5.2 Fallbeispiel: Anpassungsstörung

Bericht zum Erstantrag auf LZT

F43.2 Anpassungsstörung nach Tod der Schwester G

Rahmendaten:
Alter: 36 Jahre
Geschlecht: weiblich
Beruf: Betriebswirtin, derzeit als Projektleiterin tätig
Familienstand: verheiratet, keine Kinder

1.[15] Die Patientin kommt auf eigenen Wunsch zu mir in die Therapie und auf Empfehlung ihrer Hausärztin. Sie berichtet im Erstgespräch, dass sie nach dem Tod ihrer Schwester (vor vier Monaten), die für sie „einzigartig in der Welt" gewesen sei, unter Niedergeschlagenheit, Einsamkeitsgefühlen und Appetitlosigkeit leide. Sie fühle sich innerlich leer, leide unter Konzentrations- und Schlafstörungen und

---

15   Zur Erläuterung der Ziffern s. S. 26.

müsse ständig und ergebnislos über „alles Mögliche" nachdenken. („Ich denke nur an Probleme".) Zudem leide sie unter starken Erschöpfungsgefühlen („ich fühle mich ausgelaugt, halte es nicht durch, verliere die Kontrolle"), sodass sie sich „nicht einmal mehr" zu positiven Aktivitäten „aufraffen" könne. Des Weiteren berichtet die Patientin von einer „Verkettung massiver Stressereignisse" im Verlauf des letzten Jahres (s. u.). „Ich versuche zu organisieren, renne wie ein verrücktes Huhn durch die Gegend, und mein Leben gerät aus den Fugen." Derzeit sei die Patientin krankgeschrieben und werde medikamentös behandelt, doch wolle sie im Rahmen der psychotherapeutischen Behandlung ihre aktuelle Situation „aktiv meistern" lernen und somit wieder „mehr Freunde" erleben.

2. Die Patientin sei mit ihrer jüngeren Schwester (-4 Jahre) in einer durch Streit und Bestrafung geprägten Familienatmosphäre aufgewachsen. Die Mutter (+27 Jahre, Hausfrau) sei eine dominante, egoistische und sehr nach außen orientierte Frau, die schnell laut werde. Sie sei in der Hauptsache für die Erziehung der Kinder zuständig gewesen und habe ihre Prinzipien und Regeln klar vertreten. („Ich habe aufgehört mit ihr zu diskutieren, sie hört nur das, was ihr passt".) Die Beziehung zur Mutter sei heute „höflich", es bestehe jedoch nur noch wenig Kontakt. Die Patientin habe sich von ihr weder ausreichend akzeptiert noch geliebt gefühlt. Der Vater (+48 Jahre, Bankkaufmann) habe sich immer um alles gekümmert und sei sehr „korrekt und genau" gewesen. Insgesamt habe die Patientin ihn als einen strengen und jähzornigen Mann erlebt. Nach seiner Pensionierung habe sich der Vater zurückgezogen und häufig Alkohol getrunken. Ab diesem Zeitpunkt habe er morgens meist lange geschlafen, mit der Mutter Scheidungsgespräche geführt oder um Erziehungsfragen gestritten. Er sei im Verlauf des 26. Lebensjahres der Patientin an einem Herzinfarkt gestorben. Nach seinem Tod habe die Patientin die Rolle „des schwarzen Schafes der Familie" verlassen und sich auf ihre schulischen Leistungen konzentriert. Die Beziehung zu ihrer Schwester schildert die Patientin als durchgängig stabil und vertrauensvoll. Sie habe ihrer Schwester „absolut vertrauen" können und habe sich mit ihr gegen die Eltern verbündet. („Sie sah mich als Mensch mit Stärken und Schwächen, liebte mich, ohne dass ich Leistung zeigen musste".) Die Schwester habe viele Jahre an einer Essstörung gelitten und sei vor vier Monaten an einem plötzlichen Herzversagen verstorben.

Die Patientin habe die Realschule besucht und beschreibt ihre Leistungen bis zum Tod ihres Vaters als „schlecht". Im Anschluss an ihre mittlere Reife habe sie eine Ausbildung zur Bankkauffrau absolviert. Nur für kurze Zeit sei sie in ihrem erlernten Beruf tätig gewesen und habe dann berufsbegleitend Betriebswirtschaft studiert. Seit einem Jahr sei sie nun als handlungsbevollmächtigte Projektleiterin (Projektmanagement) im Bereich der Immobilienwirtschaft tätig. Zwar werde ihre Arbeit von Seiten ihrer Vorgesetzten gewürdigt, doch erlebe sich die Patientin selbst als zunehmend gestresst und überfordert. („Meine Vorgesetzten meinen, ich sei eine geborene Projektleiterin, doch kostet mich das Ganze viel Kraft, und ich muss ständig auf der Hut sein".) In den vergangenen Monaten habe die Patientin neben ihren alltäglichen Aufgaben ein „Prestigeprojekt des Vorstandes" geplant, welches eine enorme Belastung dargestellt und sie zusätzlich unter „Druck" gesetzt habe. Seit dem Tod ihrer Schwester fühle sich die Patientin nun ihrem beruflichen Alltag nicht mehr gewachsen und habe das Gefühl, auch in beruflicher Hinsicht, vor dem „Nichts" zu stehen.

Die Patientin sei seit einem Jahr mit ihrem Mann (+2 Jahre) verheiratet, den sie bereits seit ihrer Jugend kenne. Die Organisation der Hochzeit (erst standesamtlich, ein Jahr später kirchlich) mit je 120 Gästen habe sie alleine übernommen und als sehr stressig erlebt. Zudem habe das Paar bis vor einigen Wochen auf einer „Baustelle" gelebt, da die Renovierung der Wohnung bei Einzug noch nicht abgeschlossen gewesen sei. Innerhalb ihrer Ehe fühle sich die Patientin grundsätzlich wohl, doch habe es aufgrund der anhaltenden Belastung (Wohnungsrenovierung) auch bereits „Scheidungsgedanken" gegeben. Die Patientin habe ausreichend gute Sozialkontakte, ziehe sich jedoch in der letzten Zeit auch aus eigenen Hobbys (z. B. Pilates) immer weiter zurück.

Gesundheitliche Entwicklung/bisherige Psychotherapien:
Die Patientin befindet sich in begleitender fachärztlicher Behandlung, ist aktuell arbeitsunfähig und wird medikamentös einmal täglich mit 20mg Citalopram behandelt. Keine bisherigen Psychotherapien oder stationären Aufenthalte.

3. Die Patientin ist eine schlanke, hochgewachsene und attraktive junge Frau, die völlig schwarz, aber modisch gekleidet zum Erstgespräch erscheint. Im Gespräch wirkt sie äußerlich gefasst und kontrolliert, wobei ihre innere Anspannung deutlich spürbar wird. Es zeigt sich ein hoher Leidensdruck, bei gleichzeitig bestehender Veränderungsmotivation. Die Patientin berichtet offen, zugewandt und sehr differenziert über ihre aktuellen Beschwerden und Lebensumstände. Gedanklich ist sie auf ihre berufliche Situation und den Tod der Schwester sowie die damit verbundenen Überforderungs- und Hilflosigkeitsgefühle fixiert. Ihre Intelligenz kann, bei guter Introspektionsfähigkeit, als durchschnittlich bewertet werden. Hervorstechend im Kontakt sind der überhöhte perfektionistische Anspruch an sich selbst und die hohe Leistungsorientierung der Patientin. Es entsteht der Eindruck, dass sie den Tod ihrer Schwester wie ein Projekt abwickeln will, daran aber immer wieder scheitert. Die affektive Lage ist zum depressiven Pol verschoben, und der Antrieb ist herabgesetzt. Die mnestischen Funktionen sind intakt, und es finden sich keine Hinweise auf psychotisches Erleben oder Zwangsphänomene. Die Patientin ist zu allen Bewusstseinsinhalten voll orientiert, bei leichter Verminderung der Konzentrationsfähigkeit. Kein Alkohol-, Medikamenten- oder Drogenabusus. Suizidalität liegt nicht vor.

Testpsychologischer Befund: Nach dem BDI erzielte die Patientin einen Gesamtwert von 24 Punkten, der für eine klinisch relevante Depression spricht.

4. Siehe Konsiliarbericht.

5. Bei der Patientin liegt eine depressive Symptomatik im Rahmen einer Anpassungsstörung nach dem Tod ihrer Schwester vor, die mit Niedergeschlagenheit, Erschöpfungs- und Einsamkeitsgefühlen sowie körperlichen Beschwerden einhergeht. Hinzu kommen multiple psychosoziale Belastungsfaktoren (z. B. berufliche Überforderung, Wohnungsumbau, Organisation der Hochzeit), welche die Patientin in Anbetracht ihrer perfektionistischen Grundhaltung und überhöhten Leistungsstandards nicht funktional zu bewältigen vermag.

Lerngeschichtlich relevant für die Entstehung und Aufrechterhaltung der Störung ist das Aufwachsen in einer konfliktreichen, strengen und pflichtbetonten Familienatmosphäre, in der die Patientin insgesamt nur wenig Hilfestellung, Geborgenheit und Zuwendung erfuhr. Die dominante und emotional kaum vorhandene Mutter sowie der strenge, jähzornige Vater knüpften ihre Anerkennung bereits früh an klare Bedingungen, denen die Patientin nur schwer gerecht werden konnte. Insgesamt zeigte sich das Familienklima als geprägt von den strengen Vorgaben der Mutter, deren Gesetzmäßigkeiten und Regeln sich die Patientin unterzuordnen hatte. In Anbetracht ihrer schulischen Misserfolge erfuhr die Patientin kaum positive Verstärkung und fühlte sich mit ihren kindlichen Bedürfnissen und Wünschen weder angenommen noch verstanden. Sie lernte, sich bei der Zurücknahme eigener Belange anzupassen („Diskutieren hatte keinen Sinn"), was den Aufbau einer differenzierten Wahrnehmung eigener Bedürfnisse und Gefühle behinderte. Zugleich wurde von Seiten der Eltern die Entwicklung von überhöhten Leistungs- und Anpassungsstandards verstärkt. In vielerlei Hinsicht fehlte es der Patientin an adäquaten Verhaltensmodellen, sodass sie weder die

Fähigkeit zur selbstständigen Emotionsregulation noch adäquate Strategien für den Umgang mit schwierigen und belastenden Situationen entwickeln konnte. In Anbetracht der massiven Kränkungserfahrungen im Verlauf ihrer Kindheit („ich war immer das schwarze Schaf") verfügt die Patientin nur über ein ausgesprochen schwaches Selbstwertgefühl und ist nicht in der Lage, sich als selbstwirksam und handlungsfähig wahrzunehmen. Zudem bildeten sich vor diesem Hintergrund bei der Patientin grundlegende Hilflosigkeitsüberzeugungen heraus, und sie entwickelte eine passive Haltung angesichts von Problem- und Belastungssituationen. Sie entwickelte ein in der Hauptsache auf Leistung basierendes Selbstwertgefühl sowie eine perfektionistische Grundhaltung, welche sie im Rahmen ihrer aktuellen Situation zunehmend in die Selbstüberforderung treibt. Es fehlt der Patientin an angemessenen Strategien, um mit Belastungen und Problemen im Alltagsleben umzugehen und diese zu bewältigen. Zudem reagiert sie vor dem Hintergrund ihrer Lerngeschichte mit einer erhöhten Empfindlichkeit auf Stress, was zu der Entstehung der störungsspezifischen Symptomatik beitrug. Der Tod der Schwester, die für die Patientin die einzige Bezugsperson darstellte, von der sie sich vollumfänglich geliebt und verstanden fühlte, ist zudem als massiver Verstärkerverlust für die Entwicklung und Aufrechterhaltung der Störung relevant.

Funktionale Bedingungsanalyse:

S: Tod der Schwester, multiple psychosoziale Belastungsfaktoren (z. B. berufliche Überforderung, Wohnungsumbau, Organisation der Hochzeit).

O: Erhöhte Stressreagibilität, überhöhte Leistungs- und Anpassungsstandards, schwaches Selbstwertgefühl. Mangelnde Fähigkeit zur Emotionsregulation.

Rbehav: Kompensatorisches Leistungsstreben, Anpassung an die Bedürfnisse eines Gegenübers ohne Rücksicht auf die eigene Belastungsgrenze. Sozialer Rückzug und Vernachlässigung positiver Aktivitäten.

Remot: Niedergeschlagenheit, Hilflosigkeits- und Überforderungsgefühle, Gefühl des Kontrollverlustes sowie der Einsamkeit.

Rkog: Dysfunktionale und depressogene Gedanken, z. B. „Ich schaffe das nicht." „Jetzt bin ich ganz allein." „Ich bin nicht gut genug, ich muss mehr Leistung bringen." Grübeln.

Rphys: Erhöhte innere Anspannung, Antriebslosigkeit, Schlafstörungen, Appetitlosigkeit.

Ckf: Kurzfristige Entlastung und Anspannungsreduktion durch Rückzug, Leistungsstreben und Anpassungsverhalten (C↗).

Clf: Die Symptomatik bleibt bestehen und verstärkt sich, das Selbstwertgefühl sinkt weiter, und Hilflosigkeitsgefühle und Überforderungsempfinden werden weiter aufrechterhalten. Langfristig hat dies zur Konsequenz, dass die Patientin zunehmend mehr in ihrer Lebensbewältigung eingeschränkt ist und alternative Bewältigungsstrategien unerprobt bleiben. Auch die Arbeitsunfähigkeit bleibt bestehen.

6. F43.2 Anpassungsstörung nach Tod der Schwester G

7. Das Hauptziel der Therapie wird sein, die depressive Symptomatik der Patientin zu reduzieren, ihre Selbstmanagementfähigkeiten und Selbstwirksamkeitsüberzeugungen zu fördern und sie bei der aktiven Bewältigung des Trauerprozesses zu unterstützen.

Daraus ergeben sich folgende Teilziele:
Nach dem Aufbau einer vertrauensvollen therapeutischen Arbeitsbeziehung sollen der Patientin die notwendigen Informationen vermittelt werden, die sie dafür benötigt, eine Einsicht in die Funktionalität ihrer Störung sowie auslösende und aufrechterhaltende Faktoren zu gewinnen. Sie soll mit dem Teufelskreis der Depression vertraut gemacht werden und lernen, ihre Gefühle und Bedürfnisse differenzierter wahrzunehmen, Fehlinterpretationen aufzugeben sowie den Blick mehr auf sich zu richten und eigene Belange zu vertreten. Es wird wichtig sein, die sozialen Kompetenzen der Patientin zu fördern, sodass sie konfliktfähiger wird und Hilflosigkeitsgefühle im sozialen sowie im beruflichen Kontext abgebaut werden können. Hierzu wird es notwendig sein, die überhöhten Leistungs- und Anpassungsstandards der Patientin zu reduzieren sowie ihren überhöhten perfektionistischen Anspruch an sich selbst zu senken. Es gilt, die Patientin in ihrer Abgrenzungsfähigkeit zu fördern und ein weniger leistungsorientiertes Selbstwertgefühl aufzubauen. Dysfunktionale Kognitionen in Bezug auf das Selbst („nur wenn ich maximale Leistung erbringe, erhalte ich Anerkennung und Zuwendung"), aber auch in Bezug auf den Tod der Schwester gilt es zu modifizieren. Insgesamt soll sie im Rahmen der Therapie ausreichend Raum erhalten, belastende Emotionen zu verbalisieren und somit zu verarbeiten. So wird sie zu einer differenzierteren Wahrnehmung eigener Bedürfnisse und Gefühle gelangen und lernen, diese adäquat zu regulieren. Die Patientin wird zudem lernen, sich zu entspannen, um ihre überhöhte Anspannung und die körperlichen Beschwerden zu reduzieren. Dazu gehört auch, dass sie lernt, Entspannung in für sie proble-

matischen Situationen eigenständig herzustellen. Insgesamt ist es wichtig, dass die Patientin zu einer verbesserten Stress- und Problembewältigung gelangt, ohne sich permanent zu überfordern. Es gilt, die Patientin zur Aufnahme verstärkender Aktivitäten sowie sozialer Kontakte zu motivieren, um eine allgemeine Stimmungsaufhellung zu erzielen sowie alternative Verstärkerquellen erschließen zu können.

Die Patientin ist veränderungsmotiviert und verfügt über nennenswerte Ressourcen (z. B. vorhandene soziale Kontakte, grundsätzlich stabile Ehe), die für den therapeutischen Prozess genutzt werden können, sodass ich die Prognose insgesamt als günstig beurteile.

8. Es sind 45 Sitzungen Einzeltherapie VT zu je 50 Minuten mit in der Regel wöchentlichen Sitzungen geplant. Folgende verhaltenstherapeutische Methoden sollen dabei zum Einsatz kommen:

- Aufbau einer tragfähigen, vertrauensvollen und kooperativen therapeutischen Arbeitsbeziehung/Ressourcenverstärkung und Psychoedukation: Erstellung eines individuellen Störungsmodells, Verhaltensanalyse.
- PMR (nach Jacobson) zur Senkung des allgemeinen Anspannungsniveaus sowie zur Verbesserung des Nachtschlafes, in Kombination mit der Gedanken-Stopp-Technik.
- Verbesserung der sozialen Fertigkeiten, insbesondere der Selbstsicherheit, Durchsetzungs- und Abgrenzungsfähigkeit durch Elemente des Selbstsicherheitstrainings ATP (nach R. Ullrich, R. de Muynck), durch Modelllernen, Rollenspiele, Transfer in die Realität etc. Ziele: eigene Bedürfnisse artikulieren und durchsetzen, sich Fehler erlauben, Verantwortung abgeben, sich gegenüber anderen abgrenzen.
- Trauerarbeit: Abschiedsritual (z. B. in Form eines Briefes), Ermutigung zum Ausdruck belastender Emotionen, Emotionsbewältigung. Bibliotherapie (z. B. Doris Wolf: Einen geliebten Menschen verlieren; Hansjörg Znoy: Komplizierte Trauer).
- Kognitive Umstrukturierung (nach Beck/Ellis) mit Hilfe des ABC-Schemas: Dysfunktionale, depressogene Grundannahmen sollen identifiziert, im sokratischen Dialog hinterfragt und alternative Gedanken formuliert werden. Abbau von Hilflosigkeitsgefühlen, negativen Erwartungen bezüglich der Zukunft sowie überhöhten Leistungs- und Anpassungsstandards. Aufbau eines positiven Selbstwertgefühls.
- Problemlöse- und Stressimpfungstraining.

• Anleitung zum Aufbau angenehmer, verstärkender Aktivitäten zur Vermittlung von Erfolgs- und Zufriedenheitserlebnissen.

Bericht zum ersten Fortführungsantrag

1. Bezüglich des Vorberichts sind keine Ergänzungen zu machen, und die Patientin konnte bereits in vielfacher Hinsicht von der Therapie profitieren. Die Symptomatik ist in ihrer Häufigkeit und Intensität als rückläufig zu betrachten (s. Punkt 2). Die Stimmung der Patientin ist jedoch noch gedrückt, sie grübelt viel (auch über die Zukunft s. u.), ihre Konzentrationsfähigkeit ist gemindert, und sie leidet weiterhin unter Durchschlafstörungen.

Zur aktuellen Situation ist zu ergänzen, dass es im Verlauf der Therapie immer wieder zu Belastungen kam, bei denen die Patientin dringend therapeutische Unterstützung benötigte bzw. immer noch benötigt. Beispielsweise gab es zwischenzeitlich den ärztlichen Verdacht, dass die Patientin unter Hautkrebs leidet. Dies konnte durch weitere Untersuchungen zwar ausgeschlossen werden, doch erlebte die Patientin sich während dieser Zeit insgesamt als stark belastet und mit Todesängsten konfrontiert. Aktuell ist ihr Arbeitsplatz aufgrund der Wirtschaftskrise in Gefahr, und ein Stellenwechsel des Ehemannes steht kurz bevor, welcher eine räumliche Trennung (zumindest unter der Woche) nach sich ziehen wird. Vor diesem Hintergrund stellt es für die Patientin eine große Herausforderung dar, die bereits erlernten Strategien zur Selbstfürsorge auch in ihrer neuen Lebenssituation anzuwenden und sich einen befriedigenden Alltag ohne ihren Ehemann aufzubauen. Die diesbezüglichen bisherigen Erfolge sind noch recht instabil, und die Gefahr eines Zurückfallens in alte Denk- und Verhaltensmuster (und damit vermehrter Symptomatik) wird als sehr hoch eingeschätzt.

Vor diesem Hintergrund und weil die Symptomatik noch in einem behandlungsbedürftigen Ausmaß vorhanden ist, ist eine Fortführung der Therapie notwendig und sinnvoll, um einer erneuten Dekompensation vorzubeugen.

2. Während der bisherigen psychotherapeutischen Behandlung erschien die Patientin zuverlässig zu den vereinbarten Terminen und arbeitete bei hohem Leidensdruck sehr motiviert und entsprechend meinen Anleitungen mit. Methodisch orientierten sich die bisher durchgeführten therapeutischen Interventionen im Wesentlichen an dem im Vorbericht angeführten Therapieplan. Zudem kann die therapeutische Arbeitsbeziehung weiterhin als vertrauensvoll, stabil und konstruktiv bezeichnet werden.

Im Mittelpunkt der Therapie stand zunächst die Bewältigung der Trauer nach dem Tod der Schwester der Patientin. Dabei kamen zahlreiche Elemente der Trauertherapie nach Znoj zum Einsatz (Psychoedukation, klärungs- und bewältigungsorientierte Methoden, Konfrontation mit vermiedenen und assoziierten Stimuli, Rekonstruktion der Beziehung zur verstorbenen Schwester, Ressourcenaktivierung). Parallel las die Patientin ein Selbsthilfebuch von Doris Wolf („Einen geliebten Menschen verlieren"). Sie setzte sich somit auf verschiedenen Ebenen intensiv mit dieser Thematik auseinander und konnte daher gut stabilisiert werden. Bei Gesprächen über die verstorbene Schwester zeigt sie sich mittlerweile deutlich weniger belastet, und wichtige Erbangelegenheiten konnten von ihr adäquat angegangen und somit geregelt werden. Im Zuge der Ressourcenaktivierung erlernte sie die PMR nach Jacobson, welche sie nun regelmäßig und selbstständig zum Abbau innerer Anspannung anwendet. Es gelang ihr allmählich, positive Aktivitäten in ihren Alltag zu integrieren, wodurch sich die depressive Symptomatik verbesserte und sich ihre Stimmung aufhellte.

Es folgte die gemeinsame Entwicklung eines individuellen Entstehungsmodells der Störung, welches die Patientin als äußerst hilfreich empfand, auch um Bezüge zwischen ihrer Lerngeschichte und der aktuellen Symptomatik herzustellen. Im Zuge der kognitiven Umstrukturierung lernte sie, ihre automatischen dysfunktionalen Gedanken zu erkennen und kritisch zu hinterfragen (z. B. „Ich bin hilflos", „Ich kriege das sowieso nicht hin"). Mit intensiver therapeutischer Unterstützung gelang es ihr zunehmend, neue und selbstwertdienliche Kognitionen zu etablieren, welche jedoch im Alltag noch instabil sind. So fällt ihr der Transfer in konkrete Verhaltensweisen noch sehr schwer. Beispielsweise hatte sie lange Zeit Schwierigkeiten damit, sich gegenüber ihrer Mutter besser abzugrenzen, was ihr mittlerweile recht gut gelingt. Ihren Automatismus, immer darauf zu achten, was die anderen denken und brauchen, hat sie nun abgelegt. Sie sieht, dass sie nicht immer nur für andere da sein muss, und arbeitet aktuell an ihrer Fähigkeit zur Selbstfürsorge, welche dringend verbessert werden muss. Bei akuten Belastungen verfällt die Patientin häufig in alte Denk- und Verhaltensmuster (insbesondere Hilflosigkeitsgefühle). In Anbetracht dessen braucht sie dringend Unterstützung darin, ihre Fähigkeiten zur Selbstregulation zu verbessern.

3. Im nächsten Therapieabschnitt wird es in der Hauptsache um die noch offenen Themenpunkte (s. o.) und um eine weitere Verminderung der Symptomatik gehen. Dabei müssen bisher erreichte Teilerfolge ausgeweitet und stabilisiert werden. Methodisch wird dabei weiterhin nach dem im Vorbericht aufgeführten

Therapieplan vorgegangen. Insbesondere sollen die bereits entwickelten selbstwertdienlichen Grundannahmen gefestigt und deren Umsetzung in konkrete Verhaltensweisen gefördert werden. Hierzu werden zahlreiche Übungen notwendig sein (sowohl Rollenspiele in der Therapie als auch Transfer in den Alltag). Inhaltlich wird es vor allem darum gehen, dass die Patientin lernt, ihre Grenzen noch besser zu erkennen, zu akzeptieren und sich auf der Verhaltensebene dann dementsprechend besser abzugrenzen.

Insgesamt ist die Prognose bei guter Motivation und hoher Veränderungsbereitschaft weiterhin als günstig zu erachten. Um die bisherigen Erfolge zu stabilisieren und weitere Fortschritte zu erzielen, werden weitere 15 Sitzungen beantragt.

Bericht zum zweiten Fortführungsantrag

1. Zum Vorbericht sind keine Ergänzungen zu machen. Die Patientin konnte weiterhin gut von der Therapie profitieren. Sie fühlt sich zwar häufig noch müde und erschöpft, hat aber tagsüber bereits deutlich mehr Energie. Positive Denkmuster haben sich stabilisiert, depressogene kognitive Schemata konnten weiter abgebaut werden, sind aber immer noch vorhanden.

Zur aktuellen Situation ist zu berichten, dass der Stellenwechsel des Ehemannes nun kurz bevorsteht und sich vor diesem Hintergrund partnerschaftliche Schwierigkeiten zuspitzen (s. Punkt 2). Zudem wurde die Patientin mit dem Todestag der Schwester konfrontiert, was die Patientin als sehr belastend empfand. Insgesamt hat die Patientin weiterhin mit multiplen Belastungen zu kämpfen, insbesondere bezüglich ihres Mannes und des zunehmend aufmerksamkeitseinfordernden Verhaltens der Mutter (s. Punkt 2). Ihr Arbeitsplatz ist aufgrund der Wirtschaftskrise weiterhin gefährdet, wodurch ihre wirtschaftliche Situation nun insgesamt unsicher ist.

2. Die Patientin erschien im weiteren Verlauf der Behandlung zuverlässig zu den vereinbarten Terminen und arbeitete bei hohem Leidensdruck motiviert und entsprechend meinen Anleitungen mit. Der Therapieplan wird beibehalten.

Im weiteren Verlauf der Therapie stand die Verbesserung der Abgrenzungsfähigkeit der Patientin im Vordergrund. Dies nahm insgesamt recht viel Zeit in Anspruch, da sowohl ihr Mann als auch ihre Mutter sich sehr fordernd ihr gegenüber verhielten. Besonders bei der Mutter wurden aus den Erzählungen der Patientin histrionische Persönlichkeitszüge sowie manipulative Tendenzen immer deutlicher. Es gelang der Mutter immer wieder, die Patientin mit verschiedenen Dingen zu überrumpeln und ihre Grenzen zu überschreiten. Der Ehemann der Patientin scheint sich immer weniger für sie zu interessieren und ist aktuell stark auf sich selbst und seine Karriere fixiert. Dennoch gab die Patientin nicht auf und arbeitete intensiv daran, ihre Abgrenzungsfähigkeit zu verbessern sowie ihre Wünsche und Bedürfnisse klar zum Ausdruck zu bringen. Ganz allmählich zeichnet sich eine Verbesserung in der Paarbeziehung ab, und ihr Ehemann geht teilweise auf sie ein. Dennoch steht beiden eine schwierige Zeit bevor (Fernbeziehung aufgrund des Stellenwechsels). Auch von der Mutter kann sich die Patientin schrittweise besser abgrenzen, sie erkennt deren „Fallen" mittlerweile rechtzeitig und kann sich dann distanzieren. („Sie bietet mir keinen Halt".)

Der Todestag der Schwester war mit großen Belastungen für die Patientin verbunden, z. B. durch die von der Mutter inszenierte „Gartenparty" zu diesem Anlass. Seit dem Todestag hat die Patientin das Gefühl, sie müsse nun stark sein und der Tod der Schwester sei keine „Ausrede" mehr, da er ja nun mehr als ein Jahr zurückliege. („Jetzt kann ich mich nicht mehr hinter der Trauer verstecken".) Sie merkt jedoch, dass sie innerlich noch keineswegs damit abgeschlossen hat und sich durch diese selbst auferlegte Strenge wieder in Richtung einer Depression bewegt. Auch hier geht es wieder darum, dass sie ihre Bedürfnisse wahrnimmt, sich erlaubt zu trauern und nicht immer stark sein muss. Auf der anderen Seite ist ihre Haltung zu unterstützen, dass sie ihr Leben und ihre Zukunft neu strukturiert und akzeptiert, dass ihre Schwester einen Platz in ihren Erinnerungen hat.

Insgesamt befindet sich die Patientin auf einem guten Weg, auch wenn die Erfolge recht instabil sind. Sie hat große Zukunftssorgen aufgrund der Unklarheit an ihrem Arbeitsplatz und des nach Karriere strebenden Ehemannes. Dabei ist ihr soziales Netzwerk recht dünn, und sie zieht sich derzeit zunehmend zurück.

3. Jetzt wird es insbesondere darum gehen, die Patientin darin zu unterstützen, dass sie ihre aktuell schwierige Situation adäquat zu bewältigen lernt und ihre Zukunftsängste abbaut. Bereits erlernte Fähigkeiten zur Selbstfürsorge sollen stabilisiert und ausgeweitet werden, ebenso ihre Abgrenzungsfähigkeit. Die Patientin wird lernen, in der Partnerschaft noch besser ihre Wünsche auszudrücken (vor allem, dass sie sich mehr Interesse von Seiten ihres Mannes sowie mehr gemeinsame Aktivitäten wünscht). Weiterhin soll sie darin unterstützt werden, ein Zurückfallen in depressive Denk- und Verhaltensmuster selbstständig und rechtzeitig zu erkennen. Es müssen weitere Strategien erarbeitet werden, wie sie dann aktiv gegensteuern kann. Dabei wird wichtig sein, dass sie ihr soziales Netz-

werk ausweitet und stabilisiert. Sie wird in die Lage versetzt werden, auch Freunde um Hilfe zu bitten und ihre Situationen langfristig ohne therapeutische Hilfe zu bewältigen.

Ergänzungsbericht

1. Die Patientin wünscht sich in erster Linie, noch mehr Strategien einzuüben, die sie dabei unterstützen können, ihr Leben „mit mehr Freude und Leichtigkeit zu leben". Über Selbstreflexion und mit Hilfe therapeutischer Unterstützung möchte sie sich und ihre bisherigen Bewältigungsstrategien noch besser kennenlernen, um alte, dysfunktionale Verhaltensmuster aufzulösen und mehr Selbstfürsorge und Abgrenzungsfähigkeit in ihrem Leben zu etablieren. Sie wünscht sich darüber hinaus noch deutlich mehr berufliche Stabilität und eine Klärung ihrer partnerschaftlichen Situation. Mein Ziel ist es, dass die Patientin ausreichend stabil wird und in der Lage ist, schwierige Situationen selbstständig zu meistern.

2. Die Patientin konnte zwar schon gute Erfolge erzielen, weist aber noch Defizite auf. Dies zeigt sich aktuell in ihren Schwierigkeiten, die belastende Paarbeziehung zu bewältigen, und daran, dass sie hier immer noch dringend auf therapeutische Hilfe angewiesen ist. Sie ist noch nicht in der Lage, Frühwarnzeichen für das Zurückfallen in depressive Denk- und Verhaltensmuster rechtzeitig zu erkennen und aktiv gegenzusteuern. Der recht langsam verlaufende therapeutische Prozess macht eine Fortführung notwendig, um eine Dekompensation zu verhindern und eine nachhaltige Verbesserung und Symptomreduktion zu erzielen.

3. Die Patientin arbeitete motiviert und engagiert mit und machte ihre Therapie-Hausaufgaben zuverlässig. Es ist damit zu rechnen, dass sie es schaffen wird, ihre Probleme zu bewältigen und eigenständig mit Belastungen umzugehen, sodass die bereits erzielten Therapieerfolge stabilisiert werden können. Sie erkennt, dass sie schon viel erreicht hat und zu Veränderungen in der Lage ist. Sie ist weiterhin motiviert und wünscht sich eine Fortführung der Therapie, um die bereits erlernten Strategien zu vertiefen.

4. Es wird um die Bewilligung weiterer 20 Einzelsitzungen zu je 50 Minuten gebeten. Zu einer besseren Ablösung ist eine sukzessive Verminderung der Frequenz geplant.

5.3 Fallbeispiel: Alkoholmissbrauch

Bericht zum Umwandlungsantrag auf LZT

F10.1 Schädlicher Gebrauch von Alkohol G
F33.1 rezidivierende depressive Störung, derzeit mittelgradige Episode G

Rahmendaten:
Alter: 46 Jahre
Geschlecht: männlich
Beruf: ohne Ausbildung, Hilfsarbeiter
Familienstand: verheiratet, zwei Kinder

9.[16] Der Patient nahm während des zurückliegenden Behandlungsabschnitts die Termine gewissenhaft wahr und konnte von der Therapie gut profitieren. Er wurde im Behandlungsverlauf zunehmend offener und ist deutlich eigenmotiviert. („Ich erkenne immer mehr, dass ich mein Leben und die Familie aufs Spiel setze".) Dabei zeigt er, dass er Verantwortung für seine Probleme übernehmen kann, und beginnt, neu erlernte Verhaltensweisen auf seinen Alltag zu übertragen. So schaffte er es beispielsweise, sich auf der Basis lerntheoretischer Grundlagen aktiv mit dem eigenen Denken, Erleben und Verhalten auseinanderzusetzen. Zudem wurde ein Alkoholabstinenzvertrag geschlossen, an den sich der Patient ohne Ausnahmen hält (die Leberwerte werden regelmäßig durch den Hausarzt kontrolliert). Durch eine Steigerung positiver Aktivitäten konnte die Verstärkerrate erhöht und eine leichte Stimmungsaufhellung erzielt werden. Mit Hilfe der erlernten Entspannungstechnik konnte er seine Entspannungsfähigkeit insgesamt verbessern, ist gelassener geworden und schläft wieder besser. Auch seine Fähigkeit zur Emotionsregulation konnte verbessert werden. Die Alkoholabstinenz, kombiniert mit der verbesserten Entspannungsfähigkeit, wirkt sich dabei sehr positiv auf seine zwischenmenschlichen Beziehungen (z. B. Ehefrau, Chef) aus. Es gelingt dem Patienten auch, bei besonderen Anlässen (z. B. Treffen mit Freunden) Wasser oder Apfelsaftschorle zu trinken und Alkoholangebote abzulehnen. Statt mit Alkohol wirkt er belastenden Emotionen und Anspannung nun mit Sport, PMR und positiven Aktivitäten entgegen. Inzwischen hat er sich zudem einer Selbsthilfegruppe (Anonyme Alkoholiker) angeschlossen und erlebt die Treffen mit anderen Betroffenen als eine Entlastung.

· ·

16 Zur Erläuterung der Ziffern s. S. 26.

Die Kommunikation mit der Ehefrau konnte verbessert werden, und der Patient bringt sich mehr in die Familie ein. Er unterstützt die Ehefrau beispielsweise bei der Erziehung, was sich insgesamt positiv auf die Beziehungsdynamik auszuwirken beginnt. Problematisch ist weiterhin, dass die Ehefrau oft dysphorisch ist und viel „meckert und nörgelt", was der Patient als sehr belastend erlebt. („Es ist schwer, es ihr recht zu machen".) Er kann sich dabei nur schwer abgrenzen.

Insgesamt konnte der Patient schon deutliche Fortschritte erzielen, die es weiter auszubauen und zu stabilisieren gilt. Die bisher erreichten Erfolge sind noch relativ instabil und die Maßnahmen zur Rückfallprophylaxe noch nicht abgeschlossen, was eine erneute Dekompensation als wahrscheinlich erscheinen lässt. Eine Fortführung ist vor diesem Hintergrund dringend indiziert, sodass nun um die Bewilligung der Umwandlung in eine LZT mit weiteren 20 Sitzungen gebeten wird, die i. d. R. zu wöchentlichen Terminen stattfinden sollen.

1. Der 42-jährige Patient kommt aus eigener Initiative und auf Empfehlung seines behandelnden Facharztes in die Psychotherapie. Im Erstgespräch berichtet er, dass er unter immer „wiederkehrenden depressiven Verstimmungen" leide, sich schnell überfordert, gereizt und antriebslos fühle. Aktuell ziehe er sich immer mehr zurück, habe „zu nichts" Lust und könne „keine Freude" mehr empfinden. Ähnliche „Phasen" habe er bereits zu der Zeit seines Hausbaus (2005) und nach dem Tod seiner Mutter (2007) erlebt. Momentan erlebe er einen massiven „Stress auf der Arbeit", fühle sich stark „unter Druck", niedergeschlagen und gereizt, was sich mittlerweile sehr negativ auf die Beziehung zu seiner Frau, die ebenfalls depressiv sei, auswirke. Er könne sich „einfach nicht mehr entspannen", weshalb er in der Nacht meist stundenlang wach im Bett liege und über seine Situation nachdenke. Um „runterzukommen" und schlafen zu können, trinke er am Abend aber auch in besonderen Stresssituationen dann vermehrt Alkohol (am Abend drei Flaschen Bier), um sich „Entlastung" zu verschaffen oder sich zu beruhigen. Dieses Verhalten sehe auch der Patient mittlerweile als „gefährlich" an, da er schließlich nicht „zum Alkoholiker" werden wolle. Um sein Trinkverhalten zu verändern und alternative „Wege" für den Umgang mit Stresssituationen zu erlernen, suche er zu diesem Zeitpunkt die psychotherapeutische Behandlung auf.

2. Der Patient sei mit seiner Schwester (-1 Jahr) in einer konfliktreichen und pflichtorientierten Familienatmosphäre bei den leiblichen Eltern aufgewachsen. Die Führung des eigenen landwirtschaftlichen Unternehmens habe einen Großteil der elterlichen Aufmerksamkeit gefordert. Der Vater (+30 Jahre, Landwirt) sei ein strenger und durchsetzungsstarker Mann, vor dem der Patient immer großen Respekt gehabt habe. Im Kontakt zu seinem Sohn sei er stets dominant aufgetreten und habe von ihm eine große Einsatzbereitschaft bezüglich seiner Mitarbeit auf dem Hof verlangt. Seine Mutter (+28 Jahre, Hausfrau) schildert der Patient als eine fürsorgliche Frau, zu der er in einer sehr engen und vertrauensvollen Beziehung gestanden habe. Insgesamt sei sie ruhig und arbeitsam gewesen, doch habe sie von Seiten ihres Ehemannes nur wenig Anerkennung erhalten. 2007 sei die Mutter an den Folgen einer Krebserkrankung verstorben.

Der Patient hat die Hauptschule besucht und beschreibt seine Leistungen als mittelmäßig. Er sei ein beliebter Schüler gewesen und mit Mitschülern gut zurechtgekommen. Im Anschluss an die Schule habe er angefangen, „auf dem Bau" zu arbeiten, und sei nun, seit 1997, in einem Ziegelwerk beschäftigt. 2006 habe er eine Fortbildung zur Sicherheitsfachkraft absolviert. Insgesamt beschreibt der Patient sein Arbeitsverhalten als perfektionistisch, sodass er in Anbetracht seines wachsenden Aufgabenbereichs „völlig in Stress" gerate. Mittlerweile sei er für zwölf Mitarbeiter sowie die Einhaltung der Sicherheitsbestimmungen zuständig, was einen zusätzlichen Arbeitsaufwand bedeute.

Der Patient sei seit zehn Jahren mit einer Rechtsanwaltsgehilfin (38 Jahre) verheiratet, und das Paar habe zwei gemeinsame Kinder (Sohn 4 Jahre, Tochter 8 Jahre). Die Beziehung zu seiner Frau sei derzeit deutlich belastet, sodass bereits erste Trennungsgespräche geführt worden seien. Insgesamt beschreibt der Patient seine Ehefrau als zurückhaltend, aber auch „explosiv", was sich insbesondere in Bezug auf das Trinkverhalten des Patienten zeige. Sie leide bereits seit Jahren unter Depressionen sowie Panikattacken und befinde sich aufgrund dessen in psychotherapeutischer Behandlung (nicht beim Unterzeichner). Als besondere Belastungen benennt der Patient den Bau eines Eigenheims (2005) sowie den Tod seiner Mutter (2007). In seiner Freizeit sei er „eigentlich" ein aktives Mitglied in einem Partei-Ortsverband sowie bei der Feuerwehr, doch ziehe er sich in Anbetracht seiner Belastungen zunehmend zurück.

Gesundheitliche Entwicklung/bisherige Psychotherapien:
Keine für die Psychotherapie relevanten körperlichen Erkrankungen. Der Patient befindet sich in begleitender fachärztlicher Behandlung und wird medikamentös mit Antidepressiva behandelt. Weitere depressive Episoden in der Anamnese, keine bisherigen Psychotherapien.

3. Beim Patienten handelt es sich um einen ruhig und schüchtern wirkenden Mann, der beschämt über seine Probleme berichtet, insbesondere über den Alkoholkonsum. Auffallend im Kontakt sind sein überhöhter perfektionistischer Anspruch an sich selbst sowie sein hoher Leidensdruck. Die Stimmung ist depressiv gedrückt, bei erhaltener Schwingungsfähigkeit. Intelligenz und Introspektionsfähigkeit sind als durchschnittlich zu bewerten. Stimmungsschwankungen werden spürbar, der Patient wechselt zwischen Selbstabwertung und Selbstunsicherheit, verbunden mit Niedergeschlagenheit.

Auffassung, Gedächtnis, Konzentration und Merkfähigkeit sind unauffällig. Der Patient ist bewusstseinsklar und zu allen Qualitäten voll orientiert. Es gibt keine Anhaltspunkte für formale oder inhaltliche Denkstörungen sowie Zwangsphänomene. Der Antrieb ist gemindert, und der Patient leidet unter Einschlafstörungen mit Grübelneigung. Sozialer Rückzug sowie Vernachlässigung positiver Aktivitäten. Missbräuchlicher Alkoholkonsum zur Verminderung innerer Anspannung sowie zum Finden in den Nachtschlaf. Der Patient zeigte bezüglich der Dysfunktionalität seines Alkoholkonsums zu Therapiebeginn eine Einsicht sowie eine große Veränderungsmotivation. Von suizidalen Tendenzen kann sich der Patient glaubhaft distanzieren.

4. Keine die Psychotherapie einschränkenden Befunde.

5. Der Patient leidet unter einer rezidivierenden depressiven Symptomatik, die sich vor dem Hintergrund familiärer Konflikte, aber auch zunehmender beruflicher Belastung entwickelte. Zudem zeigt der Patient einen schädlichen Gebrauch von Alkohol, mit dem er seine innere Anspannung und seine ihn belastenden Emotionen in dysfunktionaler Weise zu regulieren versucht.

Für die Genese der störungsspezifischen Symptomatik sind lerngeschichtliche Faktoren relevant. So wuchs der Patient in einer konfliktreichen und insgesamt von Leistung und Pflicht geprägten Familienatmosphäre auf. Im Kontakt zum strengen Vater, der von seinem Sohn bereits früh ein großes Pflichtbewusstsein sowie seine Mithilfe im Rahmen des landwirtschaftlichen Betriebes forderte, konnte der Patient lediglich ein überwiegend auf Anpassung und Leistung basierendes Selbstwertgefühl entwickeln. In Ermangelung ausreichender Hilfestellung hat er nicht gelernt, mit schwierigen, ihn belastenden Situationen und Gefühlen angemessen umzugehen, was den Aufbau dysfunktionaler kognitiver Schemata (gelernte Hilflosigkeit) förderte. Zudem konnte er keine differenzierte Wahrnehmung eigener Gefühle und Bedürfnisse (auch aversive wie Ärger, Wut) entwickeln und lernen, diese angemessen zu äußern und durchzusetzen (Verhaltensdefizit). Anhand der elterlichen Modelle, die sich einerseits durch Vermeidung und Anpassung (Mutter), andererseits durch eine sehr fordernde Haltung und dominantes Auftreten (Vater) auszeichneten, war es dem Patienten nicht möglich, adäquate Strategien für den Umgang mit Problem- und Konfliktsituationen zu erlernen. Der Aufbau der Fähigkeiten zur Selbstbehauptung, Stress- und Konfliktbewältigung blieb in diesem Zusammenhang aus. Durch seinen überhöhten perfektionistischen Anspruch an sich selbst gerät der Patient aktuell immer wieder in Überforderungssituationen und somit in einen Teufelskreis aus Anpassung, Leistungsstreben, Selbstüberforderung und massiver innerer Anspannung, die er dann auf dysfunktionalem Wege (Alkoholkonsum) zu regulieren versucht. Dieses Verhalten schwächt gleichzeitig jedoch auch sein Selbstwertempfinden, verstärkt die ehelichen Konflikte und verhindert das Sammeln von korrektiven Erfahrungen bezüglich der eigenen Selbstwirksamkeit. So erlebt der Patient den eigenen Alkoholkonsum einerseits als schambesetzt, andererseits bietet dieser ihm die Möglichkeit der kurzfristig wirkenden Problembewältigung und Entspannung. Aufrechterhalten wird die Störung durch aktuell wirksame psychosoziale Belastungsfaktoren, die seine Bewältigungskompetenzen übersteigen, sowie die mangelnde Entspannungsfähigkeit des Patienten.

Funktionale Bedingungsanalyse:

S: Psychosoziale Belastungsfaktoren (Ehekonflikte, zunehmende berufliche Belastung), Stress- und Problemsituationen.

O: Erhöhte Stressreagibilität bei überhöhtem Anspannungsniveau und perfektionistischer Grundhaltung. Leistungsorientiertes Selbstwertgefühl, überhöhte Anpassungsstandards.

Rbehav: Sozialer Rückzug, Alkoholkonsum, gereiztes Verhalten.

Remo: Überforderungs- und Hilflosigkeitsgefühle, Niedergeschlagenheit, Scham, Zukunfts- und Versagensängste.

Rkog: Dysfunktionale, selbstabwertende und leistungsbezogene Gedanken: „Ich bin eine ungelernte Kraft, deswegen muss ich 200% Leistung bringen." „Ich kann nicht mehr." „Es geht mir besser, wenn ich erst einmal ein Bier trinke." Grübeln.

Rphy: Innere Unruhe, erhöhte innere Anspannung, Einschlafstörung.

Ckf: Kurzfristige Vermeidung von negativen, unangenehmen Affekten durch Rückzug und Vermeidungsverhalten. Reduktion der inneren Anspannung durch Alkoholkonsum (C↗).

Clf: Die negative Konsequenz: Langfristig nehmen die Konflikte mit der Ehefrau sowie Scham und Selbstzweifel zu. Der schädliche Gebrauch von Alkohol und die depressive Symptomatik verstärken sich. Der Teufelskreis wird aufrechterhalten. Konstruktive Problembewältigungsstrategien bleiben unerprobt. Gefahr der Alkoholabhängigkeit und Arbeitsunfähigkeit.

6. F10.1 schädlicher Gebrauch von Alkohol G,

F33.1 rezidivierende depressive Störung, gegenwärtig mittelgradige Episode G

7. Ziel der Therapie ist insgesamt die Verminderung der depressiven Symptomatik sowie Alkoholabstinenz. Damit verbunden ist es wichtig, alternative Stressbewältigungs- und Entspannungsstrategien zu fördern und ein leistungsunabhängiges Selbstwertgefühl aufzubauen.

Zu Beginn der Therapie wird gemeinsam mit dem Patienten hierfür zunächst ein individuelles Störungsbild erstellt und ihm eine Einsicht in die Funktionalität seiner Symptome (insbesondere in Bezug auf die Konfliktverarbeitung und die Entspannung über Alkoholkonsum) vermittelt. Im Rahmen von Therapieverträgen soll sich der Patient zu Alkoholabstinenz verpflichten und der Umgang mit möglichen Krisen geregelt werden.

Daran anschließend ist die Entwicklung von Konflikt- und Stressbewältigungsstrategien alternativ zum Alkoholkonsum geplant, und der Patient wird lernen, einen funktionalen Umgang mit Stress zu entwickeln, um dadurch nicht auf dysfunktionales Verhalten wie Alkoholkonsum zurückgreifen zu müssen. Wichtig für die Veränderung auf der Verhaltensebene werden in der Folge das soziale Kompetenztraining und die Verbesserung der Wahrnehmung eigener Bedürfnisse sowie der Aufbau positiver, selbstbezogener Aktivitäten werden. Gleichzeitig soll der Abbau bzw. die Modifikation dysfunktionaler und leistungsbezogener Grundannahmen, welche ihn an der Wahrnehmung und dem Ausdruck eigener Bedürfnisse hindern, erfolgen. Durch eine Steigerung euthymen Erlebens soll eine Stimmungsstabilisierung erreicht werden. Der Patient wird dazu angeleitet werden, euthymes Erleben gezielt zur Selbstverstärkung einzusetzen.

Die übermäßige Schonhaltung und die Vermeidung von Aktivität sind abzubauen, und es gilt, den Patienten darin zu unterstützen, wieder aktiver zu werden. Abschließend werden sich die Interventionen auf die Rückfallprophylaxe richten, um eine dauerhafte Stabilität zu fördern. Aufgrund der mittlerweile stabilen, vertrauensvollen Arbeitsbeziehung (s. u.), des ausgeprägten Leidensdrucks und der inzwischen guten Motivation ist bei Alkoholabstinenz von einer ausreichend günstigen Prognose auszugehen.

8. Es sind weitere 20 Sitzungen Einzeltherapie VT zu je 50 Minuten mit i. d. R. wöchentlichen Sitzungen geplant. Folgende verhaltenstherapeutische Methoden sind in den vergangenen Therapiestunden bereits eingesetzt worden oder sollen noch zum Einsatz kommen:

- Aufbau eines stabilen Arbeitsbündnisses, Ressourcenverstärkung.
- Schließen eines Alkoholabstinenzvertrages als Basis für die ambulante therapeutische Behandlung und Psychoedukation bezüglich der depressiven Symptomatik (kognitives Modell nach Beck) und lerntheoretischer Grundlagen von Suchtverhalten. Analyse kritischer Situationen (Alkoholkonsum) über das sozialkognitive Rückfallmodell (nach Marlatt & Gordon).
- Erlernen von alternativen Methoden zur Stressbewältigung, z. B. über Entspannungsverfahren (Progressive Muskelrelaxation nach Jacobson).
- Steigerung angenehmer Aktivitäten und Übungen zur Selbstverstärkung anhand der Liste angenehmer Aktivitäten zur Stimmungsstabilisierung sowie Ermutigung zu sportlichen Aktivitäten, um alternative Verstärkerquellen zu erschließen.
- Verbesserung der sozialen Kompetenz, insbesondere der Kommunikations- und Konfliktfähigkeit, durch Elemente des ATP (nach Ullrich & Ullrich de Muynck). Zunächst Lernen am Modell und Verhaltensproben im Rollenspiel (z. B. Streitgespräch mit Ehefrau), dann Transfer in die Realität. Konflikte aushalten lernen, Toleranz einüben, Aufbau neuer sozialer Kontakte, Ablehnung angebotenen Alkohols, Abbau aggressiven Verhaltens, Reflexion des eigenen Verhaltens in Beziehungen anhand von Elementen der gewaltfreien Kommunikation (nach Rosenberg)
- Übungen zur Emotionsregulation (nach Linehan). Lernen, belastende Emotionen funktional statt mit Alkoholkonsum zu bewältigen („drinking to cope").
- Kognitive Umstrukturierung mit Hilfe des ABC-Schemas (nach Ellis), dysfunktionale Kognitionen identifizieren, im sokratischen Dialog hinterfragen und durch alternative Grundannahmen ersetzen.
- Rückfallprophylaxe: rückfallkritische Situationen identifizieren, adäquate Bewältigungsstrategien zusammenstellen und einüben, Identifikation und Exposition mit Hinweisreizen (Gefühlen, externen Reizen), die Alkoholkonsum auslösen („cue-exposure").

Exkurs zum Thema Alkohol, Drogen und Sucht

Schädlicher Gebrauch von Alkohol, insbesondere aber Alkoholsucht und Drogen, ist ein heikles Thema im Antragsverfahren. Bei einem Störungsbild, bei dem es um Substanzmittelabhängigkeit geht, riskieren Sie fast immer eine Ablehnung. Viele Kollegen sind deshalb verunsichert, wie sie das im Antrag formulieren sollen, und neigen dann dazu, das Thema entweder auszulassen oder zu beschönigen. Dabei ist die Verhaltenstherapie ein geeignetes Verfahren für Patienten mit Suchterkrankungen (vgl. Rüger et al., 2008).

Süchtige gelten bei den meisten Gutachtern (aber auch bei vielen Psychotherapeuten in eigener psychotherapeutischer Praxis) als Patienten, die für eine Psychotherapie ungeeignet sind. In den Psychotherapierichtlinien gilt eine „manifeste Sucht auch ausdrücklich als Ausschlussgrund für eine ambulante Psychotherapie", so Wolf-Detlef Rost über seine Erfahrungen aus der ambulanten Psychotherapie mit Alkoholabhängigen in einem Vortrag zum Thema „Alkoholismus".

„Aber auch Abhängige, die eine Abstinenz von der Droge erreichen, haben es nicht leichter. Selbst wenn ihr letzter Rückfall Jahre zurückliegt, werden sie von den meisten Therapeuten bereits am Telefon abgewimmelt, sobald das Stichwort ‚Sucht' fällt.

Jeder muss für sich entscheiden, ob eine Arbeit mit Abhängigen für ihn möglich ist. Wichtig und Bedingung für eine ambulante Therapie ist – und das muss im Antrag gut begründet und dargelegt werden –, dass der Patient die Fähigkeit zu einer zumindest zeitweiligen Abstinenz besitzt. Süchtige im ‚nassen Stadium' können nicht behandelt werden." (Rost, 1998)

Bei Patienten, die Sie im Anschluss an eine stationäre Entwöhnung behandeln, bestehen durchaus gute Bewilligungschancen, wenn Sie im Bericht glaubhaft die Abstinenz des Patienten darlegen können (z. B. indem Sie deutlich machen, dass Sie dem Patienten vermitteln, dass eine therapeutische Beziehung nur mit Offenheit und Vertrauen hinsichtlich des Suchtmittels möglich ist).

„Deshalb kann ich einen Rückfall auch nicht sanktionieren, weil ich den Patienten sonst zum Lügen verführen würde. Wenn der Patient mir einen Rückfall verschweigt, belügt er nicht mich, sondern im Endeffekt sich selbst, weil die therapeutische Arbeit dann sinnlos wird", so Rost (1998).

Die Angst vor Ablehnung, selbst wenn es sich „nur" um einen schädlichen Gebrauch oder um trockene Alkoholiker handelt, ist aber teilweise unbegründet. Das Thema im Bericht zu verschweigen oder zu beschönigen, ist im Grunde nicht nötig. Leider kommt es dennoch vor, dass Gutachter Offenheit und Authentizität nicht würdigen. Es gibt ebenso Gutachter, die genau das schätzen und für die dies den Fall lebendig macht – denn auch Gutachter wollen keine Standardfälle lesen.

5.4 Fallbeispiel: Posttraumatische Belastungsstörung

Bericht zum Erstantrag auf LZT

F43.1 posttraumatische Belastungsstörung G

Rahmendaten:
Alter: 55 Jahre
Geschlecht: weiblich
Beruf: Bürokauffrau
Familienstand: verheiratet, getrennt lebend

1.[17] Die 55-jährige Patientin kommt aus eigener Initiative in die psychotherapeutische Behandlung. Sie berichtet im Erstgespräch, dass sie seit der Trennung von ihrem Ehemann, der sie „körperlich und seelisch misshandelt" habe, unter „schrecklichen wiederkehrenden Erinnerungen" leide, die sie „weder kontrollieren noch aushalten" könne. Diese seien meist durch „kleinere Schlüsselreize" ausgelöst (z. B. Filmszenen, Fotos), auf die sie dann „völlig panisch" reagiere. Sie leide zudem unter Albträumen, in denen sie bestimmte Situationen ihrer Vergangenheit wieder erlebe. Die Patientin fühle sich von der Symptomatik sehr belastet und habe mittlerweile sogar Angst davor, einzuschlafen. Stundenlang liege sie wach im Bett und denke über ihre Vergangenheit und Zukunft nach. Sie habe Jahre dafür gebraucht, sich von ihrem Ehemann zu trennen, so sei ihr dies erst gelungen, nachdem sie

. . . .
17 Zur Erläuterung der Ziffern s. S. 26.

eine „Mordlust" in seinen Augen wahrgenommen habe. Bisher habe sie sich noch keine alternative Zukunftsperspektive aufbauen können, es falle ihr schwer, allein zu sein, und sie fühle sich als eine „absolute Beziehungsversagerin". Für positive Aktivitäten fehle ihr aktuell jeglicher Antrieb, und sie versuche, den Kontakt mit spezifischen Situationen, die sie an ihr „Trauma" erinnern könnten, zu vermeiden. Von der psychotherapeutischen Behandlung erhoffe sie sich, einen Weg zu finden, „das Geschehene" zu verarbeiten und sich eine befriedigende Zukunftsperspektive aufbauen zu können.

2. Die Patientin sei als Einzelkind bei ihren leiblichen Eltern in einer „sehr belasteten" Familienatmosphäre aufgewachsen. Ihre Mutter (+21 Jahre) habe während der Kindheit der Patientin als Haushaltshilfe und Kellnerin gearbeitet, um das Familieneinkommen aufzubessern. Sie sei eine sehr strenge und „lieblose" Frau gewesen, die stets unzufrieden mit ihrer Lebenssituation gewesen sei. Sie habe sich ihrer Tochter gegenüber „kalt" verhalten und ihre eigene Unzufriedenheit in Form von „Schlägen" an der Patientin ausgelassen. Sie habe ihr immer wieder zu verstehen gegeben, dass sie als Tochter (Wunsch nach einem Sohn) nicht willkommen sei. Nach der Trennung vom Vater der Patientin habe die Mutter einen neuen Lebensgefährten gefunden, der ein brutaler Mann gewesen sei. Er habe die Mutter regelmäßig vor den Augen der Patientin verprügelt und sei auch ihr gegenüber handgreiflich geworden. Besonders unter Alkoholeinfluss sei es zu massiven Auseinandersetzungen und Gewaltausbrüchen gekommen. Die Patientin habe große Angst vor ihrem Stiefvater gehabt und daher versucht, sich „so unauffällig wie möglich" zu verhalten. Ihre Mutter sei 1982 verstorben. Der Vater (+ 24 Jahre) sei als Kontrolleur in der Industrie beschäftigt gewesen. Er sei ein liebenswerter, aber unglücklicher Mann gewesen, der nach dem Auszug der Mutter und der Patientin dem „Alkohol verfallen" sei. Die Patientin habe ihn nach der Trennung der Eltern zunächst alle zwei Wochen besuchen dürfen, doch habe die Mutter den Kontakt aufgrund des Alkoholkonsums des Vaters nach einiger Zeit unterbunden.

Die Patientin habe mit durchschnittlichen Leistungen eine Hauptschule besucht. Den Kontakt zu ihren Lehrern beschreibt sie als regelrecht, doch sei sie in die Klassengemeinschaft nur unzureichend integriert gewesen. Als ruhige und unauffällige Schülerin habe sie stets versucht, sich den Anforderungen anzupassen. Auch außerhalb der Schule habe sie kaum soziale Kontakte gepflegt, da sie aufgrund ihres brutalen Stiefvaters Angst davor gehabt habe, Freunde zu sich nach Hause einzuladen. Im Anschluss an ihren Hauptschulabschluss habe die Patientin eine

Ausbildung zur Bürokauffrau absolviert. Momentan arbeite sie als kaufmännische Angestellte in einem Baumarkt.

Ihren Ehemann habe sie 1992 kennengelernt, nachdem sie sich ein Jahr zuvor von ihrem langjährigen Partner getrennt habe. Dieser habe sie während der 15 Jahre andauernden Beziehung immer wieder mit anderen Frauen betrogen, was die Patientin sehr verletzt habe. Ihr Ehemann sei bereits kurz nach der Hochzeit erstmals handgreiflich geworden. Er sei insgesamt sehr eifersüchtig gewesen und habe versucht, seine Frau von der Außenwelt zu isolieren, oder habe sie mit Anrufen (während der Arbeitszeit) „tyrannisiert". Immer wieder habe er sie „krankenhausreif geprügelt", doch habe die Patientin es nicht geschafft, sich emotional von ihm zu distanzieren. Erst als sie die „Mordlust" in seinen Augen gesehen und Angst um ihr Leben bekommen habe, sei es ihr gelungen, aus der gemeinsamen Wohnung zu flüchten. Mit polizeilicher Hilfe habe sie im Anschluss ein Näherungsverbot gegen ihn erwirken können. Bis heute leide sie unter der permanenten Angst, er könne plötzlich vor ihrer Tür stehen, und sie werde die Erinnerung an die körperlichen Übergriffe einfach nicht los. Auch stehe die Patientin unter einer enormen finanziellen Belastung (privates Insolvenzverfahren), von der sie sich beeinträchtigt fühle. Sie verfüge kaum über soziale Kontakte, doch lerne sie gelegentlich auf Spaziergängen mit ihrem Hund andere Hundebesitzer kennen, mit denen sie sich kurz unterhalte.

Gesundheitliche Entwicklung/bisherige Psychotherapien:
Keine für die Psychotherapie relevanten körperlichen Vorerkrankungen. Bisher keine Psychotherapien oder stationären psychiatrischen Aufenthalte. Keine Medikation.

3. Die deutlich vorgealtert wirkende Patientin erscheint stilvoll gekleidet zum Erstgespräch. Im Kontakt ist sie freundlich zugewandt und berichtet offen von ihren Erfahrungen und Problemen. Die affektive Lage der Patientin ist deutlich ängstlich und niedergestimmt. Gedanklich ist sie auf ihre fehlende Zukunftsperspektive, ihre Versagensgefühle („Beziehungsversagerin") sowie die Gewalterfahrungen ihrer Vergangenheit fixiert. Die Patientin erscheint wach, bewusstseinsklar und zu allen Qualitäten orientiert. Während ihrer Ausführungen spricht sie sehr leise, und es wird ihr hoher Leidensdruck erkennbar. Sie fühlt sich ihrer Lebenssituation hilflos ausgeliefert. Sie leidet unter intrusivem Wiedererleben ihrer traumatisch erlebten Erfahrungen sowie unter Wiederinszenierungen in Träumen. Ein- und Durchschlafstörungen. Keine inhaltlichen Denkstörungen, keine Wahrnehmungsstörungen oder Zwangsphänomene. Die mnestischen Funktionen sind intakt und die Patientin ist allseits orientiert. Die Intelligenz, Differenziertheit und Introspektionsfähigkeit der Patientin können als durchschnittlich bezeichnet werden. Kein Alkohol-, Medikamenten- oder Drogenabusus. Suizidgedanken werden glaubhaft verneint.

4. Somatischer Befund siehe Konsiliarbericht.

5. Die Patientin leidet unter der Symptomatik einer posttraumatischen Belastungsstörung, die mit dem intrusiven Wiedererleben der traumatischen Situation einhergeht und zur Vermeidung von Situationen führt, die Erinnerungen auslösen könnten. In Situationen des Wiedererlebens leidet die Patientin unter massiven Angstzuständen, die sie über Ablenkungsverhalten abzubauen versucht. Ihre Wahrnehmung ist selektiv auf Gefahrensituationen ausgerichtet, die eine Wiederholung des Traumas ankündigen könnten. Momentan gelingt es der Patientin aufgrund ihres Vermeidungs- und Ablenkungsverhaltens nicht, ihr Trauma zu bewältigen und sich eine befriedigende und an den eigenen Bedürfnissen orientierte Zukunftsperspektive aufzubauen.

Lerngeschichtlich relevant für die Genese der störungsspezifischen Symptomatik ist das Aufwachsen in einer äußerst instabilen und von körperlicher Gewalt geprägten Familienatmosphäre, in der die Patientin nur unzureichend Sicherheit und Hilfestellung erfuhr. Die Mutter scheint durch ihr unkontrolliertes und aggressives Verhalten der Patientin gegenüber schon früh die Entwicklung einer erhöhten Wachsamkeit gegenüber Gefahrenreizen gefördert zu haben. So entwickelte die Patientin überhöhte Anpassungsstandards, wodurch es ihr vermutlich gelang, sich vor den Gewaltausbrüchen der Mutter zu schützen und sich gleichzeitig ein Mindestmaß an Zuwendung zu sichern. Die ablehnende Haltung der Mutter, die ihr immer wieder signalisierte, als Tochter nicht willkommen zu sein, wird die Patientin internal attribuiert haben, was die Entwicklung eines negativen Selbstwertgefühls begünstigte. Es scheint, als sei der Vater der Patientin aufgrund seiner eigenen Belastung und konfliktvermeidenden Haltung nicht dazu in der Lage gewesen, die Patientin vor den Ausbrüchen der Mutter zu schützen, was ihre Hilflosigkeitsüberzeugungen weiter verstärkte. Er diente seiner Tochter als ein Modell für konfliktvermeidende und angepasste Verhaltensweisen, auf welche die Patientin innerhalb ihrer aktuellen Situation zurückgreift. Im Rahmen ihrer Lerngeschichte konnte sie insgesamt keine ausreichenden Bewältigungsmechanismen für den Umgang mit Belastungssituationen entwickeln, auch blieb ihre Fähigkeit, eigene Bedürfnisse wahrzunehmen und sich adäquat abzugrenzen, unterentwickelt.

Die im Laufe ihrer Geschichte immer wieder aufgetretenen Gewalterfahrungen wird die Patientin als nicht kontrollierbar erlebt haben, was die Entwicklung einer Hypervigilanz als einer selektiven Ausrichtung ihrer Wahrnehmung auf mögliche Gefahrensituationen weiter verstärkt haben. Aufrechterhalten wird die Symptomatik durch das Vermeidungsverhalten der Patientin gegenüber dem intrusiven Wiedererleben, welches verhindert, dass die Patientin das Ereignis als zeitlich begrenzt und vergangen begreift. Die soziale Isolation sowie die finanzielle Belastung der Patientin sind ebenfalls aufrechterhaltende Faktoren und verhindern den Aufbau einer befriedigenden Zukunftsperspektive.

Funktionale Bedingungsanalyse:

S: Körperliche Misshandlung durch Ehemann und Trennung von diesem, finanzielle Belastung (privates Insolvenzverfahren). Konfrontation mit traumaspezifischen Reizen (z. B. Fotos anschauen, Situationen mit dem Exmann in der Erinnerung noch einmal ansehen).

O: Geringes Selbstwertgefühl, erhöhte Stressreagibilität, Hypervigilanz, fehlende Stress- und Emotionsbewältigungsmechanismen, überhöhte Anpassungsstandards.

Rbehav: Rückzug, Vermeidungsverhalten gegenüber traumaspezifischen Reizen sowie Anforderungs- und Entscheidungssituationen.

Remot: Hilflosigkeit, Überforderung, Minderwertigkeitsgefühle, Zukunfts- und Existenzängste, Scham- und Schuldgefühle, Angst (vor intrusiven Erinnerungen und empfundener akuter Bedrohung).

Rkog: Dysfunktionale Kognitionen: „Es wird etwas Schreckliches passieren." „Ich kann das Wiedererleben verhindern." „Ich weiß nicht, wie es mit mir weitergehen soll." Selektive Aufmerksamkeit gegenüber Gefahrenreizen. Grübeln.

Rphys: Erhöhte Grundspannung, Nervosität, Unruhe, Schlafstörungen, Erschöpfung, Panik.

Ckf: Kurzfristige Entlastung durch Vermeidungsverhalten gegenüber traumaspezifischen Reizen, da ein intrusives Wiedererleben verhindert wird. Kontrollempfinden.

Clf: Alternative Bewältigungsstrategien im Umgang mit Angst- und Spannungszuständen bleiben unerprobt. Die Selbstwirksamkeitsüberzeugung sowie das Selbstwertgefühl nehmen weiter ab. Eine Gewöhnung und somit Bewältigung des Traumas wird verhindert, Intrusionen kehren regelmäßig wieder.

7. Therapieziel wird es sein, das intrusive Wiedererleben der traumatischen Erfahrungen zu reduzieren und der Patientin zum Aufbau einer befriedigenden Zukunftsperspektive zu verhelfen. Es gilt, das Vermeidungsverhalten gegenüber Reizen, die an das Trauma erinnern, abzubauen, sodass es der Patientin möglich wird, sich frei zu bewegen und ihr Leben entsprechend ihren Bedürfnissen zu gestalten. Das Gefühl, sich innerhalb einer gegenwärtigen Bedrohungssituation zu befinden, sowie die selektive Aufmerksamkeit gegenüber Gefahrenreizen (Hypervigilanz) sollen abgebaut werden. Endziel der Therapie ist es, dass die Patientin in der Lage sein wird, ihr Trauma als zeitlich begrenztes Ereignis der Vergangenheit wahrzunehmen.

Nach dem Aufbau einer vertrauensvollen und kooperativen therapeutischen Arbeitsbeziehung wird die Patientin eine Einsicht in die störungsspezifische Symptomatik erhalten. Im Rahmen der Psychoedukation wird sie über die Besonderheiten des Traumagedächtnisses informiert werden. Ihr soll die Notwendigkeit für das imaginative Nacherleben verstehbar gemacht werden. Einer katastrophisierenden Bewertung der Symptomatik soll entgegengewirkt werden. Zunächst soll die Patientin im Aufbau alternativer Bewältigungsstrategien gefördert und über das Erlernen eines Entspannungsverfahrens dazu befähigt werden, Anspannung in für sie als belastend empfundenen Situationen eigenständig zu reduzieren. Erst im Anschluss und nach ausreichender Stabilisierung wird mit der Bearbeitung der traumatisch erlebten Erfahrungen (sicherer Ort, Notfallkoffer) begonnen werden. Dysfunktionale Kognitionen sollen identifiziert und modifiziert werden, die Entwicklung eines stabilen Selbstwertgefühls soll gefördert werden. Die Patientin soll den Raum erhalten, Selbstwirksamkeitserfahrungen zu sammeln, die ihr dabei helfen können, sich in ihrer eigenen Handlungsfähigkeit wahrzunehmen und sich aktiv eine Zukunftsperspektive aufzubauen. Sie wird in ihrem Selbstvertrauen und ihrer Fähigkeit zur eigenen Emotionsregulation gefördert werden. Im weiteren Therapieverlauf sollen Expositionen (in sensu) und kognitive Interventionen zum Einsatz kommen. Unter dem Einsatz von Verhaltensexperimenten sollen störungsrelevante Annahmen überprüft werden (z. B. um den paradoxen Effekt der Gedankenunterdrückung zu demonstrieren).

Es konnte ein tragfähiges und vertrauensvolles therapeutisches Bündnis mit klarer Zielsetzung hergestellt werden. Die Patientin kommt regelmäßig zu den Sitzungen, nimmt Angebote an und arbeitet sehr motiviert mit. Prognostisch günstig sind ihr hoher Leidensdruck sowie ihre hohe Veränderungsmotivation zu sehen. Daher ist insgesamt von einer hinreichend positiven Prognose auszugehen.

8. Es sind 45 Sitzungen Einzeltherapie VT zu je 50 Minuten mit i. d. R. wöchentlichen Sitzungen geplant. Folgende verhaltenstherapeutische Methoden sollen dabei zum Einsatz kommen:

- Aufbau einer tragfähigen und vertrauensvollen therapeutischen Arbeitsbeziehung und Erarbeitung eines störungsbezogenen, lerntheoretischen Modells zur Entstehung und Aufrechterhaltung der Störung.
- Psychoedukation: Erklärung der Symptome als normale Reaktion auf ein traumatisches Erlebnis, Erklärung des intrusiven Wiedererlebens durch Besonderheiten des Traumagedächtnisses. Ableitung der Notwendigkeit des imaginativen Nacherlebens.
- Imaginatives Nacherleben des Traumas als wiederholte Konfrontation (in sensu) und Aufgabe des Vermeidungsverhaltens.
- Analyse und kognitive Umstrukturierung der dysfunktionalen Kognitionen und Interpretationen des Traumas und seiner Folgen. Dysfunktionale Gedanken sollen identifiziert und modifiziert werden und ein stabiles Selbstwertgefühl soll aufgebaut werden. Abbau irrationaler Ängste und der Hypervigilanz.
- Diskrimination und Analyse der Auslöser des intrusiven Wiedererlebens.
- Thematisierung der traumatisch erlebten Kindheitserlebnisse sowie der Erfahrungen mit dem Ehemann, belastende Emotionen äußern und somit verarbeiten.
- Aufbau positiver Aktivitäten und Aktivierung sozialer Kontakte zur allgemeinen Stimmungsaufhellung und Erschließung alternativer Verstärkerquellen. Aufbau einer befriedigenden Zukunftsperspektive.
- Zur Spannungsreduktion soll die Patientin Methoden aktiver Entspannung nutzen (PMR nach Jacobson), u. a. zur Verbesserung des Nachtschlafes.
- Verbesserung der sozialen Kompetenz (v. a. Äußern und Durchsetzen selbstbezogener Bedürfnisse, selbstsicheres Verhalten, Konfliktfähigkeit) durch Elemente des Selbstsicherheitstrainings ATP, Modelllernen, Rollenspiele, Transfer in die Realität.

5.5 Fallbeispiel: Agoraphobie

Bericht zum Umwandlungsantrag auf LZT

F40.01 Agoraphobie mit Panikstörung G

Rahmendaten:
Alter: 40 Jahre
Geschlecht: männlich
Beruf: Industriekaufmann, derzeit als technischer Produktmanager tätig
Familienstand: ledig

9.[18] Der Patient befindet sich seit Juli 2009 in meiner verhaltenstherapeutischen Behandlung. Es fand zunächst eine KZT zur Überprüfung der Indikation einer LZT statt. Während der bisherigen Therapie erschien der Patient regelmäßig und zuverlässig zu den vereinbarten Terminen und arbeitete sehr motiviert mit. Es konnten bereits gute Teilerfolge erzielt werden, und dem Patienten gelingt es zunehmend, das neu erlernte Verhalten in seinen Alltag zu integrieren.

Zu Beginn der Therapie war es zunächst von Bedeutung, die massiven Selbstzweifel und Zukunftsängste des Patienten abzubauen und ihn emotional zu stabilisieren. Im Rahmen der Psychoedukation konnten ihm die notwendigen Informationen bezüglich der Dysfunktionalität seines ausgeprägten Vermeidungs- und Rückzugverhaltens sowie der Notwendigkeit einer Konfrontation mit angstauslösenden Reizen aufgezeigt werden. Mittlerweile ist es gelungen, den Patienten so weit zu stabilisieren, dass er bereit ist, sich mit den agoraphobischen Situationen unter therapeutischer Begleitung zu konfrontieren. Über die Auseinandersetzung mit seiner Lerngeschichte und die Einsicht in die aufrechterhaltenden und auslösenden Faktoren gelingt es dem Patienten nun zunehmend, seine Situation aktiv zu beeinflussen. So konnten sowohl die Intensität als auch die Frequenz der Panikattacken deutlich reduziert werden. Über die Einbeziehung der Lebensgefährtin ist es gelungen, aufrechterhaltende Faktoren (wie z. B. die Unterstützung des Vermeidungsverhaltens) abzubauen. Der Patient konnte einen Einblick in den Teufelskreis der Angst gewinnen und ist nun in der Lage, die Dynamik zwischen dysfunktionalen Gedanken und vegetativen Symptomen zu beeinflussen. Durch die Beobachtung physiologischer Prozesse erkennt er mitt-

----

18 Zur Erläuterung der Ziffern s. S. 26.

lerweile, wie er durch die dysfunktionale Ausrichtung seiner Wahrnehmung die Auftretenswahrscheinlichkeit der Panikattacken erhöht. Zudem hat der Patient gelernt, dysfunktionale Kognitionen zu erkennen und ihnen durch entkatastrophisierende Selbstinstruktionen entgegenzuwirken. Das Autofahren stellt für ihn aktuell kein Problem mehr dar, doch fällt es dem Patienten besonders im beruflichen Kontext noch schwer, sich den agoraphobischen Situationen zu stellen (z. B. Dienstbesprechung in engen Räumen). Weiterhin leidet er unter massiven Zukunftsängsten und tendiert in Stresssituationen zu dysfunktionalen Bewältigungsstrategien, die ihn in die Selbstüberforderung treiben. Vor diesem Hintergrund muss in einem nächsten Therapieabschnitt verstärkt am Aufbau eines weniger an der eigenen Leistungsfähigkeit orientierten Selbstwertgefühls gearbeitet werden. Der Patient wird lernen, die eigene Belastungsgrenze wahrzunehmen, sein Verhalten an dieser zu orientieren und insgesamt selbstfürsorglicher zu handeln. Zudem hat er bisweilen Schwierigkeiten darin, Entspannungsphasen bzw. positive Aktivitäten in seinen Alltag zu integrieren. Zwar hat er seine sozialen Kontakte wieder aufgenommen, doch ist er auch in diesem Bereich weiter zu fördern. Bei der bestehenden Symptomatik handelt es sich weiterhin um ein klinisch relevantes Störungsbild, welches dringend der therapeutischen Behandlung bedarf, um die bisherigen Therapieerfolge nicht zu gefährden bzw. ausbauen zu können. Eine Beendigung der Therapie zum jetzigen Zeitpunkt hätte einen Rückfall zur Folge. Der Patient ist bei hohem Leidensdruck zu einer Verlängerung der Behandlung sehr motiviert, sodass die Prognose insgesamt als ausreichend günstig zu bewerten ist. Es wird somit um die Umwandlung in eine LZT gebeten und die Bewilligung weiterer 20 Therapiesitzungen beantragt.

1. Der Patient kommt auf Empfehlung seines Hausarztes in die psychotherapeutische Behandlung. Er berichtet im Erstgespräch, dass er im Herbst 2008 erstmals unter „Beklemmungsgefühlen" beim Autofahren ohne für ihn erkennbaren äußeren Anlass gelitten habe. Alles sei ihm plötzlich „so unwirklich" erschienen, und er habe Angst gehabt, die Kontrolle zu verlieren. Ihm sei ganz schwindelig und heiß geworden, und er habe plötzlich große Angst davor gehabt, „ohnmächtig" zu werden. Diese „Panikzustände" seien seit seinem Bandscheibenvorfall (2009) immer häufiger aufgetreten, und er habe sich „viele Gedanken über mögliche Auslöser" gemacht, doch komme er zu keinem Ergebnis. Die Angst steigere sich jedoch durch den Gedanken, keine Fluchtmöglichkeit zu haben, sodass er mittlerweile zahlreiche Situationen (z. B. Geschäftsbesprechungen in engen Räumen, Warten in Menschenmengen) vermeide. Im Rahmen dieser fühle er sich meist „wie gefangen", leide unter „körperlichen Beschwerden" (z. B. Herzrasen, Schweißausbrüche) und suche „völlig panisch nach Fluchtmöglichkeiten", sodass er sich kaum konzentrieren könne. Durch seine Symptomatik fühle sich der Patient massiv in seiner freien Lebensgestaltung eingeschränkt, und er befürchte mittlerweile mögliche berufliche Konsequenzen, weshalb er nun die psychotherapeutische Behandlung aufsuche.

2. Der Patient sei gemeinsam mit seinem jüngeren Bruder (-2 Jahre) bei den leiblichen Eltern in einer liebevollen und behüteten Familienatmosphäre aufgewachsen. Zwar habe es während seiner Kindheit öfter Konflikte zwischen den Eltern gegeben, doch habe sich die Mutter meist durchsetzen können. Die Mutter (+22 Jahre, Pädagogin) sei eine sehr liebevolle und kommunikative Frau. Sie sei immer für ihre Kinder da gewesen und habe ihnen eine „lange Leine" gelassen. Zudem habe sie großen Wert auf die schulischen Leistungen des Patienten gelegt, doch habe sie weniger die Noten als vielmehr seinen Lernaufwand honoriert. Der Vater (+32 Jahre, Kaufmann) sei ein gutmütiger und fröhlicher Mann. Leider sei er aufgrund seines Berufs häufig unterwegs gewesen und habe daher nur am Wochenende Zeit für seine Söhne aufbringen können. In Erziehungsfragen und Konfliktsituationen habe er sich meist der Mutter untergeordnet und habe lediglich auf schulische Misserfolge streng reagiert. Er habe dann deutlich seine Enttäuschung gezeigt und sei nicht davon abzubringen gewesen, Fernsehverbot oder Hausarrest zu erteilen. Die Beziehung zu seinem jüngeren Bruder beschreibt der Patient als durchgängig positiv.

Der Patient habe bei gutem Leistungsniveau ein Gymnasium besucht. Lediglich im Verlauf der zehnten Klasse, die er habe wiederholen müssen, sei es zu einem Leistungseinbruch gekommen, den er sich durch seine Pubertät sowie sein wachsendes Interesse an außerschulischen Aktivitäten erkläre. Der Kontakt zu seinen Lehrern und Mitschülern sei positiv verlaufen, und er sei gut in die Klassengemeinschaft integriert gewesen. Im Anschluss an sein Abitur habe er eine Ausbildung zum Industriekaufmann absolviert. Nach der Ausbildung habe er sich dazu entschieden, ein Studium in Wirtschaftsinformatik aufzunehmen, welches er mit guten Leistungen abgeschlossen habe.

Momentan sei der Patient bei einem großen Telekommunikationsunternehmen als technischer Produktmanager angestellt, sodass er in seinem Arbeitsalltag mit ständigen Veränderungen konfrontiert sei. Grundsätzlich sei er sehr zufrieden mit seiner Berufswahl, doch fühle er sich momentan, besonders in Anbetracht seiner zunehmenden Ängste, massiv überfordert. Aufgrund seiner leitenden Funktion sei es ihm beispielsweise nur schwer möglich, Dienstbesprechungen zu vermeiden, was mittlerweile einen großen Planungsaufwand erfordere. Im Rahmen dieser sei es nun bereits mehrfach zu Panikattacken gekommen, sodass er mittlerweile berufliche Konsequenzen befürchte. Der Patient lebe seit seinem Auszug aus dem Elternhaus vor fünf Jahren, mit seiner Lebensgefährtin (36 Jahre) in einer eheähnlichen Gemeinschaft. Er fühle sich in der Beziehung sehr wohl und erfahre besonders innerhalb seiner aktuellen Belastungssituation eine große Unterstützung durch seine Lebensgefährtin. So versuche sie, ihn zu entlasten, und übernehme z. B. das Autofahren auf längeren Strecken. Der Patient habe ausreichend gute Sozialkontakte, doch ziehe er sich in letzter Zeit aus diesen zunehmend zurück, da seine Ängste mit starken Schamgefühlen behaftet seien.

Gesundheitliche Entwicklung/bisherige Psychotherapien:
Bandscheibenvorfall 2009. Keine sonstigen für die Psychotherapie relevanten körperlichen Erkrankungen. Keine bisherigen Psychotherapien.

3. Bei dem Patienten handelt es sich um einen normalgewichtigen, sportlich gekleideten und gepflegten Mann. Im Gespräch wirkt er freundlich zugewandt und berichtet offen über seine Problematik. Die affektive Lage des Patienten wirkt flach, er zeigt in seinem Kommunikationsverhalten nur wenig Gestik und Mimik und wirkt dabei deutlich angespannt. Der Patient leidet unter spezifischen agoraphobischen Ängsten (z. B. Autofahren, öffentliche Plätze, Besprechungen in engen Räumen), die sich durch das Fehlen einer Fluchtmöglichkeit auszeichnen. Des Weiteren leidet er unter wiederholt und plötzlich auftretenden Panikattacken, die von vegetativen Symptomen (Herzrasen, Schwindel, Schweißausbrüche) begleitet werden. In Bezug auf die Paniksymptomatik zeigt der Patient eine große Erwartungsangst sowie ein deutlich ausgeprägtes Vermeidungsverhalten gegenüber agoraphobischen Situationen. Gedanklich ist er auf die beruflichen Folgen seiner Ängste sowie den Versuch, mögliche Auslöser für seine Panikattacken zu finden, fixiert. Ausgeprägte Grübelneigung bei hohem Leidensdruck. Er macht einen überdurchschnittlich intelligenten Eindruck, bei guter Introspektionsfähigkeit sowie hoher Differenziertheit der Persönlichkeit. Hervorstechend im Kontakt sind sein kontrolliert wirkendes Verhalten, sein überhöhter perfektionistischer Anspruch an sich selbst sowie seine Leistungsorientierung. Die mnestischen Funktionen sind intakt, und es finden sich keine Hinweise auf psychotisches Erleben oder Zwangsphänomene. Der Patient ist zu allen Bewusstseinsinhalten orientiert, bei leichter Verminderung der Konzentrationsfähigkeit. Kein Medikamenten-, Drogen- oder Alkoholabusus. Suizidale Tendenzen werden glaubhaft verneint.

4. Siehe Konsiliarbericht.

5. Beim Patienten liegt die störungsspezifische Symptomatik einer Agoraphobie mit Panikattacken vor, die von vegetativen Symptomen (Herzrasen, Schwindel, Schweißausbrüche) begleitet wird. Die Angst des Patienten bezieht sich zum einen auf phobische Situationen (z. B. Besprechungen in engen Räumen, Autofahren), die sich durch eine fehlende Fluchtmöglichkeit auszeichnen, zum anderen auf die Möglichkeit einer erneut auftretenden Panikattacke (Erwartungsangst). Seine Ängste sowie die damit verbundene innere Anspannung versucht der Patient über Vermeidungsverhalten kurzfristig zu reduzieren, was eine Gewöhnung an angstauslösende Reize verhindert. Seine Wahrnehmung ist einseitig auf physiologische Prozesse ausgerichtet, die eine erneute Panikattacke ankündigen könnten, und somit ist die Auftretenswahrscheinlichkeit dieser erhöht. Als Auslöser der vorliegenden Symptomatik kann die Zunahme der beruflichen Belastung gesehen werden, die zu einer erhöhten inneren Anspannung führte und auf die der Patient vor dem Hintergrund eines Bandscheibenvorfalls nicht mit erprobten Bewältigungsstrategien (kompensatorisches Leistungsstreben) reagieren konnte.

Lerngeschichtlich ist für die Genese der Störung relevant, dass der Patient in einer Familienatmosphäre aufwuchs, in der er von Seiten der Eltern sehr einseitig für ein nach Leistung strebendes Verhalten verstärkt wurde. So entwickelte der Patient ein auf Leistung basierendes Selbstwertgefühl, welches durch die zunehmende Überforderung am Arbeitsplatz und die damit verbundenen Zukunftsängste irritiert wurde. Der Vater diente dem Patienten als ein Modell für seine Arbeitsorientierung sowie grundsätzlich konfliktvermeidendes Verhalten. So ordnete sich dieser in Erziehungsfragen und Konfliktsituationen seiner Frau unter und verbrachte den größten Teil seiner Zeit mit beruflichen Aktivitäten. Wahrscheinlich war es dem Patienten im Rahmen seiner elterlichen Modelle nicht möglich, ausreichend Konflikt- und Problembewältigungsstrategien zu erlernen, die er in seiner aktuellen Situation dringend benötigt. So versuchte er, im beruflichen Alltag über seine Belastungsgrenze hinaus Leistung zu erbringen, und geriet zunehmend in die Selbstüberforderung. Es gelingt ihm nicht, selbstfürsorglich zu handeln und sich in Phasen gesteigerter beruflicher Belastung Ruhepausen einzugestehen. Die Diagnose seiner körperlichen Erkrankung (Bandscheibenvorfall) erlebte der Patient vermutlich als massiven Kontrollverlust, der es ihm zeitweise unmöglich machte, seinen hohen Ansprüchen an die eigene Leistungsfähigkeit gerecht zu werden. Es ist anzunehmen, dass der Patient in diesem Rahmen seine Wahrnehmung verstärkt auf körperliche Vorgänge ausrichtete, was die Entwicklung der phobischen

Symptomatik sowie der Panikattacken begünstigte. Die Befürchtungen, seinem Arbeitsalltag durch die körperliche Erkrankung nicht mehr genügen zu können, steigerte sich bis hin zum Auftreten der aktuell vorliegenden Symptomatik. Das erstmalige Erleben von Angstanfällen führte beim Patienten zu einer zunehmenden Angst vor ähnlichen Situationen, die er im Falle einer Panikattacke nicht verlassen könnte (z. B. Autofahren, Warten in Menschenmengen, Dienstbesprechungen). Diese Situationen aktivieren Befürchtungen, die sich zum einen auf eine potenzielle Gefahr (z. B. Unfall, keine Fluchtmöglichkeit bei unvorhersehbarem Ereignis), zum anderen auf eine mögliche Panikattacke beziehen. Es kommt zu einem massiven Vermeidungsverhalten entsprechender Situationen, welches den Patienten in seiner freien Lebensgestaltung massiv einschränkt. Das Vermeidungsverhalten führt wiederum zu einer kurzfristigen Angstreduktion sowie zum Rückgang der körperlichen Symptomatik (Herzrasen, Schwitzen), gleichzeitig steigert es die Zukunfts- und Versagensängste des Patienten in Bezug auf seine berufliche Situation und stellt somit eine Irritation für sein Selbstwertgefühl dar. Es fehlt dem Patienten an alternativen Bewältigungsstrategien, sodass seine aktuelle Situation für ihn eine nicht zu bewältigende Krise darstellt. Als aufrechterhaltende Faktoren sind die Unterstützung des Vermeidungsverhaltens durch die Lebensgefährtin (z. B. Übernahme des Autofahrens) sowie der zunehmende soziale Rückzug (Verstärkerverlust) des Patienten zu sehen.

Funktionale Bedingungsanalyse:

S:	Zunehmende berufliche Belastung, agoraphobische Situationen ohne Fluchtmöglichkeit (z. B. Autofahren, Dienstbesprechungen in engen Räumen). Problem- und Anforderungssituationen.
O:	Erhöhtes Erregungsniveau, erhöhte Stressreagibilität. Überhöhte Leistungsstandards sowie leistungsorientiertes Selbstwertgefühl. Bandscheibenvorfall.
Rbehav:	Vermeidungsverhalten (z. B. der Patient überlässt seiner Partnerin das Autofahren), sozialer Rückzug. Kompensatorisches Leistungsstreben ohne Rücksicht auf die eigene Belastungsgrenze.
Remot:	Agoraphobische Ängste, Überforderung, Gefühl des Kontrollverlustes, Schamgefühle, Zukunfts- und Versagensängste, Erwartungsangst.
Rkog:	Dysfunktionale und selbstabwertende Gedanken, z. B. „Ich werde die Kontrolle verlieren." „Mein Herz fängt an zu rasen, und mir wird heiß." „Ich werde meinen Job verlieren, wenn ich nicht voll leistungsfähig bin." „Ich komme hier nicht weg, ich bekomme Panik." Grübeln.

Rphys: Vegetative Begleitsymptomatik (z. B. Herzrasen, Schwindel, Schweißausbrüche), Panik.

Ckf: Kurzfristige Entlastung durch Rückzug und Vermeidungsverhalten, Senkung des Anspannungsniveaus sowie Reduktion der Angst, Kontrollempfinden (C↗).

Clf: Die Symptomatik bleibt bestehen und verstärkt sich in negativer Konsequenz. Der Patient ist in seiner freien Lebensgestaltung eingeschränkt. Schamgefühle und Zukunftsängste verstärken sich. Alternative Bewältigungsstrategien bleiben unerprobt. Gefahr der depressiven Dekompensation sowie der Arbeitsunfähigkeit.

6. F40.01 Agoraphobie mit Panikstörung G

7. Hauptziele der Therapie sind eine Verminderung der agoraphobischen Symptomatik sowie eine Reduzierung der Auftretenshäufigkeit der Panikattacken. Hierfür wird es von Bedeutung sein, das Vermeidungsverhalten sowie die Erwartungsangst bezüglich der Panikattacken des Patienten abzubauen, sodass eine Gewöhnung an angstauslösende spezifische Reize möglich wird.

Zunächst wird es darum gehen, eine vertrauensvolle und kooperative therapeutische Arbeitsbeziehung zum Patienten zu etablieren. Der Patient wird mit dem Teufelskreis der Angst vertraut gemacht, eine Einsicht in aufrechterhaltende und auslösende Faktoren erhalten und lernen, diese aktiv zu beeinflussen. Es wird darum gehen, dem Patienten alternative Bewältigungsstrategien für den Umgang mit seinen Ängsten zu vermitteln sowie ihn in der Fähigkeit der eigenen Emotionsregulation zu fördern. Des Weiteren wird er lernen, adäquat mit Konflikten umzugehen, und lernen, wie er das Gelernte auf seinen Alltag übertragen kann. Er wird in seiner Abgrenzungsfähigkeit gefördert werden und lernen, eigene Bedürfnisse und Gefühle sowie die eigene Belastungsgrenze differenziert wahrzunehmen und selbstfürsorglicher zu handeln. Um dies erreichen zu können, gilt es, überhöhte Ansprüche an die eigene Leistungsfähigkeit abzubauen und dem Patienten die notwendige Unterstützung beim Aufbau eines positiven und leistungsunabhängigeren Selbstwertgefühls zur Verfügung zu stellen. Dysfunktionale Kognitionen, die sich auf das Auftreten einer Panikattacke beziehen, müssen abgebaut bzw. modifiziert werden. Um die Häufigkeit des Auftretens von Panikattacken zu reduzieren, wird es zudem wichtig sein, das Stressniveau des Patienten zu senken und die Erwartungsangst abzubauen, indem der Patient zu einer realistischen Beurteilung von Körpersignalen gelangt und lernt, die inadäquate Ausrichtung der Wahrnehmung auf die eigenen Körperprozesse umzulenken. Der Patient wird lernen, innere Anspannung über ein Entspannungsverfahren zu senken und Entspannung in belastend erlebten Situationen aktiv herzustellen. Es gilt, sein Vermeidungsverhalten abzubauen und ihn zur Konfrontation mit agoraphobischen Situationen (in sensu/in vivo) unter therapeutischer Begleitung zu motivieren. Um alternative Verstärkerquellen erschließen zu können, gilt es, den Patienten in der Wiederaufnahme sozialer Kontakte sowie positiver Aktivitäten zu stärken.

Der Patient ist sehr veränderungsmotiviert und verfügt über nennenswerte Ressourcen (grundsätzliche Zufriedenheit am Arbeitsplatz, vorhandene Sozialkontakte, stabile Paarbeziehung), sodass die Prognose insgesamt als ausreichend günstig beurteilt werden kann.

8. Es sind weitere 20 Sitzungen Einzeltherapie VT zu je 50 Minuten mit i. d. R. wöchentlichen Sitzungen geplant. Folgende verhaltenstherapeutische Methoden sind dabei bereits eingesetzt worden oder sollen noch zum Einsatz kommen:

- Aufbau einer tragfähigen, vertrauensvollen und kooperativen therapeutischen Arbeitsbeziehung, Ressourcenaufbau und -verstärkung.
- Psychoedukation: Erstellung eines individuellen Störungsmodells, Verhaltensanalyse, Edukation psychophysiologischer Vorgänge, Teufelskreis der Angst, Modell der Panikstörung (nach Margraf).
- Erwerb von Selbstkontrolle durch Selbstbeobachtung, Selbstverbalisationen und (entkatastrophisierende) Selbstinstruktionen.
- Erstellen einer Angsthierarchie, graduierte Konfrontation mit internen (z. B. beginnendes Herzrasen) und externen (agoraphobischen Situationen) angstauslösenden Reizen (in sensu/in vivo) unter therapeutischer Begleitung zum Abbau des Vermeidungsverhalten.
- Erlernen eines Entspannungsverfahrens (PMR nach Jacobson) zur Senkung des allgemeinen Anspannungsniveaus sowie des allgemeinen Stressniveaus.
- Verbesserung der sozialen Fertigkeiten, insbesondere der Durchsetzungs- und Abgrenzungsfähigkeit durch Elemente des Selbstsicherheitstrainings ATP. Eigene Bedürfnisse wahrnehmen, artikulieren und durchsetzen sowie das Verhalten an der eigenen Belastungsgrenze orientieren. Sich Fehler erlauben, Verantwortung abgeben.
- Kognitive Umstrukturierung mit Hilfe des ABC-Schemas. Dysfunktionale Grundannahmen sollen identifiziert, im sokratischen Dialog hinterfragt und alternative Gedanken formuliert werden. Aufbau eines leistungsunabhängigeren Selbstwertgefühls. Umlenkung der einseitig ausgerichteten Wahrnehmung

auf physiologische Prozesse, die das Auftreten einer erneuten Panikattacke ankündigen könnten.

- Anleitung zum Aufbau angenehmer, verstärkender Aktivitäten zur Erschließung alternativer Verstärkerquellen sowie zur Vermittlung von Erfolgs- und Zufriedenheitserlebnissen.

5.6 Fallbeispiel: Somatisierungsstörung

Bericht zum Umwandlungsantrag auf LZT

F45.0 Somatisierungsstörung G
F41.1 generalisierte Angststörung G

Rahmendaten:
Alter: 31 Jahre
Geschlecht: männlich
Beruf: Student der Rechtswissenschaft, derzeit Rechtsreferendar
Familienstand: ledig, kinderlos

9.[19] Es fand zunächst eine KZT zur Überprüfung der Indikation einer LZT statt. Während der bisherigen Therapie erschien der Patient regelmäßig und zuverlässig zu den vereinbarten Terminen und arbeitete motiviert mit. Es konnten bereits gute Teilerfolge erzielt werden, und dem Patienten gelingt es, das neu erlernte Verhalten in seinem Alltag umzusetzen.

Zu Beginn der Therapie war es zunächst von Bedeutung, die massiven Selbstzweifel und Zukunftsängste des Patienten abzubauen und ihn emotional zu stabilisieren. Nachdem er von seinem Internisten zu einer psychotherapeutischen Behandlung motiviert wurde, ging es zunächst darum, ihm ein individuelles Störungsmodell sowie eine Einsicht in die störungsspezifische Symptomatik zu vermitteln. Von Bedeutung war es, die häufigen Arztbesuche des Patienten zu reduzieren und einen adäquaten Umgang mit körperlichen Beschwerden zu fördern. Der Patient zeigte sich zu Beginn der Therapie als massiv von seinem Lernpensum als Rechtsreferendar belastet. Es gelang ihm nicht, seinen Lernstoff zu strukturie-

19 Zur Erläuterung der Ziffern s. S. 26.

ren, und er erlebte sich als den Anforderungen nicht gewachsen. Hierauf reagierte er mit massiver innerer Anspannung und selbstabwertenden Kognitionen. Über sein Vermeidungs- und Schonverhalten (Krankschreibung aufgrund somatischer Beschwerden) gelang es ihm, innere Anspannung und Ängste kurzfristig zu reduzieren. Mittlerweile hat der Patient eine differenziertere Wahrnehmung der eigenen Bedürfnisse und Gefühle entwickelt, und es gelingt ihm, sich Ruhephasen einzugestehen, die ihm u. a. ein konzentriertes Arbeiten während der Lernphasen ermöglichen. Selbstabwertende Kognitionen konnten aufgedeckt und an der Wirklichkeit gemessen werden, sodass der Patient in Bezug auf sein zweites Staatsexamen eine größere Selbstwirksamkeitserwartung entwickeln konnte. Es gelingt ihm besser, sich von den Eltern abzugrenzen. Hier beschäftigt er sich aktuell mit dem Thema „Outing" der eigenen homosexuellen Orientierung. Im Verlauf der Behandlung wurde deutlich, dass der Patient sich von der indirekt geäußerten Ablehnung (Homosexualität) seiner Mutter massiv beeinträchtigt fühlt und das Bedürfnis verspürt, sich gegenüber den Eltern nicht länger zu verstellen. Hier wird der Patient weiterhin therapeutische Begleitung benötigen, da sich dieses Thema als stark angst- und schambesetzt herausgestellt hat. Die somatischen Beschwerden sind als rückläufig zu betrachten. Der Umgang mit diesen verbessert sich zunehmend. So konnte der Patient während einer Erkältung diese als das wahrnehmen, was sie ist, und von katastrophisierenden Bewertungen absehen. Schwierigkeiten hat er weiterhin darin, sich zu entspannen bzw. positive Aktivitäten in seinen Alltag zu integrieren. Der Patient leidet nach wie vor unter einer ängstlichen Grundstimmung und neigt in Belastungssituationen dazu, sich in Selbstzweifel und Zukunftsängste zurückzuziehen. Er beginnt zunehmend, sein Vermeidungs- und Schonverhalten abzubauen. Trotz seiner gedrückten Stimmung hat der Patient seine sozialen Kontakte wieder aufgenommen, doch ist er auch hier noch weiter zu fördern, um eine Stimmungsaufhellung zu erzielen. Bei der bestehenden Symptomatik handelt es sich weiterhin um ein klinisch relevantes Störungsbild, welches dringend weiterer therapeutischer Unterstützung bedarf, um die bisherigen Therapieerfolge nicht zu gefährden bzw. weiterhin ausbauen zu können. Eine Beendigung der Therapie zum jetzigen Zeitpunkt (kurz vor dem zweiten Staatsexamen, zunehmende Belastung) hätte einen sicheren Rückfall zur Folge.

1. Der Patient kommt aus eigenem Antrieb und auf dringendes Anraten seines Internisten in die Psychotherapie. Er berichtet im Erstgespräch, dass er unter wechselnden somatischen Beschwerden (Magenschmerzen, Übelkeit, Taubheitsgefühlen in den Beinen, Rückenschmerzen) leide, von denen er sich beeinträchtigt fühle.

Die Symptomatik habe etwa ein Jahr vor seinem Abitur begonnen, ständig sei er früher „von Arzt zu Arzt gerannt", da er befürchtet habe, unter einer ernsthaften körperlichen Erkrankung zu leiden. Von Seiten der Ärzte sei ihm jedoch immer wieder versichert worden, dass er körperlich gesund sei. Auch aktuell sorge er sich um seine Gesundheit und war aufgrund seiner Beschwerden bereits beim Arzt, der ihm jedoch nicht weiterhelfen könne und meine, dass die Beschwerden keine organische Ursache hätten. Ebenfalls Sorgen mache er sich um seine finanzielle Situation und seine berufliche Zukunft. Er fühle sich permanent ängstlich ange-spannt, wozu seine Mutter einmal gesagt habe, dass er sich „Sorgen auf Vorschuss" mache. Aufgrund seiner Ängste könne er mittlerweile „kaum noch" schlafen, so-dass er stundenlang wach im Bett liege und sich um seine Zukunft sorge. Am Morgen fühle er sich dann meist völlig erschöpft und „ausgelaugt". Er habe das Gefühl, sich nur schwer „aufraffen" zu können, und für positive Aktivitäten fehle ihm meist der Antrieb. Er sei leicht zu verunsichern, doch bekomme er seinen Alltag als Rechtsreferendar weiterhin „geregelt".

2. Der Patient ist gemeinsam mit seinen zwei Schwestern (+1 und -3 Jahre) bei den leiblichen Eltern aufgewachsen. Nach der schwierigen Geburt der jüngeren Schwester sei der Patient aufgrund des dreimonatigen Krankenhausaufenthalts der Mutter bei der Haushälterin untergebracht worden. Die Familienatmosphäre erinnert der Patient als harmonisch und von der konservativen Einstellung der Eltern geprägt. Die Mutter (+31 Jahre, HNO-Ärztin) sei eine ängstliche Frau in Bezug auf die eigene Person, sie habe immer ein „unbestimmtes Klima der Angst" verbreitet. Ständig habe sie dem Patienten Vorhaltungen gemacht, ihm gesagt, wie er was zu tun oder zu lassen habe (z. B. „fahr vorsichtig", „geh nicht raus in den Regen, sonst wirst du krank"). Der Patient habe während seiner Kindheit unter dem Gefühl gelitten, ihr nie etwas recht machen zu können. In Belastungs- und Konfliktsituationen habe sie häufig damit gedroht, die Familie zu verlassen, was der Patient als beängstigend erlebt habe. Sie sei eine konservative und religiöse Frau, die ihre ablehnende Haltung gegenüber dem Thema „Homosexualität" meist „zwischen den Zeilen" geäußert habe. Der Patient habe daher im familiären Rahmen nie über seine eigene sexuelle Orientierung sprechen können und habe sich immer „indirekt abgelehnt" gefühlt. Auch der Vater (+32 Jahre, Apotheker) sei ein religiöser und zurückhaltender Mann, der während der Kindheit des Patienten beruflich sehr ein-gespannt gewesen sei. In Konfliktsituationen habe er sich der Mutter untergeordnet und den „passiven Part gespielt". Die Beziehung zu seinen Schwestern beschreibt der Patient als durchgängig gut, doch habe er mit der jüngeren Schwester um die

Aufmerksamkeit der Eltern rivalisiert. Dies sei, so vermute er, bereits früh durch seine dreimonatige Unterbringung (wegen Krankenhausaufenthalt der Mutter nach schwerer Geburt der Schwester) bei der Haushälterin der Familie ausgelöst worden.

Der Patient habe ein Gymnasium besucht und beschreibt seine schulischen Leistungen als durchschnittlich. Insgesamt sei er „eher ein fauler Schüler" gewesen. Nach seinem Abitur habe er sein Jurastudium aufgenommen. Sein erstes Staatsexamen habe er erst bei einem „zweiten Anlauf" erfolgreich erlangt, da er die Prüfung beim ersten Mal nicht bestanden habe. Darauf habe er mit massiven Selbstzweifeln reagiert. Der Kontakt zu seinen Lehrern und Mitschülern sei regelrecht verlaufen. Er habe sich immer als „anders" erlebt und sich daher nie „so wirklich zugehörig", sondern unbeliebt gefühlt. Dies sei ihm von seinen Klassenkameraden vermittelt worden, im Sportunterricht sei er beispielsweise immer als Letzter gewählt worden (Gruppenbildung über Auswahlverfahren für Teamspiele). Momentan sei der Patient als Rechtsreferendar beschäftigt und stehe kurz vor seinem zweiten Staatsexamen. Im Rahmen seiner Arbeit (Anwaltskanzlei) schaffe er es, den Arbeitsanforderungen gerecht zu werden. Er treffe sich regelmäßig mit einer Lerngruppe, doch fühle er sich innerhalb der Gruppe sehr unwohl. Er könne nicht zwischen prüfungsrelevanten und irrelevanten Inhalten unterscheiden und fühle sich daher meist abhängig von den anderen Teilnehmern und somit überfordert. Der Patient führe derzeit keine feste Beziehung, er verfüge jedoch über ausreichend soziale Kontakte. Positive Aktivitäten seien aufgrund seiner aktuellen Belastung, seiner somatischen Beschwerden und Ängste eingeschränkt.

Gesundheitliche Entwicklung/bisherige Psychotherapien:
Keine für die Psychotherapie relevanten körperlichen Vorerkrankungen. Körperliche Beschwerden ohne somatischen Befund. Keine bisherigen Psychotherapien.

3. Bei dem Patienten handelt es sich um einen normalgewichtigen, sportlich gekleideten und gepflegten Mann. Im Gespräch wirkt er freundlich zugewandt, und er berichtet offen über seine Probleme. Die affektive Lage des Patienten wirkt ängstlich getönt, er zeigt in seinem Kommunikationsverhalten nur wenig Gestik und Mimik und wirkt dabei deutlich angespannt. Gedanklich ist er auf seine Lernsituation und auf seine körperlichen Beschwerden fixiert. Einschlafstörung mit ausgeprägter Grübelneigung. Deutlich zeigen sich die Hilflosigkeits- und Überforderungsgefühle des Patienten sowie seine Insuffizienzgefühle. Des Weiteren leidet er unter Zukunftsängsten und zahlreichen fluktuierenden Ängsten und Befürchtungen, die mit großer innerer Anspannung einhergehen. Er macht einen durchschnittlich intelligenten Eindruck, bei guter Introspektionsfähigkeit und durchschnittlicher Differenziertheit der Persönlichkeit. Hervorstechend im Kontakt sind sein kontrolliert wirkendes Verhalten und sein überhöhter perfektionistischer Anspruch an sich selbst. Die mnestischen Funktionen sind intakt, und es finden sich keine Hinweise auf psychotisches Erleben oder Zwangsphänomene. Der Patient ist zu allen Bewusstseinsinhalten orientiert, bei leichter Verminderung der Konzentrationsfähigkeit. Kein Medikamenten-, Drogen- oder Alkoholabusus. Suizidalität liegt nicht vor.

4. Siehe Konsiliarbericht.

5. Beim Patienten liegt die Symptomatik einer Somatisierungsstörung vor, die mit multiplen und wiederholt auftretenden, wechselnden körperlichen Beschwerden einhergeht. Zudem leidet der Patient unter der Symptomatik einer generalisierten Angststörung, die sich in einer anhaltenden ängstlichen Grundstimmung, Zukunftsängsten sowie der Angst vor einem bevorstehenden Unglück (z. B. Durchfallen bei zweitem Staatsexamen) zeigt. Der Patient zeigt eine vegetative Übererregbarkeit, er ist innerlich angespannt, und seine Wahrnehmung ist einseitig auf körperliche Prozesse ausgerichtet, die seine Befürchtungen (körperliche Erkrankung) bestätigen könnten.

Lerngeschichtlich ist für die Genese der störungsspezifischen Symptomatik das Aufwachsen in einer konfliktvermeidenden Familienatmosphäre relevant, in der er von Seiten der Eltern nur unzureichend positive Spiegelung erfuhr. Die vom Patienten als ängstlich beschriebene Mutter wird vermutlich schon früh die Ängste und Befürchtungen des Patienten verstärkt haben. So förderte sie durch ihre ängstliche Grundhaltung die Ausrichtung der Wahrnehmung des Patienten auf Gefahrenreize, was zu einer erhöhten Wachsamkeit führte. Die Mutter scheint in Überforderungs- und Konfliktsituationen massiven Druck auf den Patienten und die übrigen Familienmitglieder ausgeübt zu haben, indem sie damit drohte, die Familie zu verlassen. Es ist naheliegend, dass der Patient dieses Verhalten der Mutter in seiner kindlichen Wahrnehmung als internal attribuierte, was die Entwicklung eines schwachen Selbstwertgefühls verstärkte. Der Patient wird vor diesem Hintergrund eigene Bedürfnisse und Gefühle (besonders aversive) zurückgenommen haben, um die Mutter nicht zu belasten und um eigene Verlustängste zu reduzieren. So war es ihm nicht möglich, eine differenzierte Wahrnehmung eigener Gefühle und Bedürfnisse zu entwickeln. Die dreimonatige Unterbringung des Patienten bei der Haushälterin wird schon früh die Grundlage für seine Verlustängste geschaffen haben, die dann im Verlauf seiner Kindheit von der Mutter weiter verstärkt wurden.

Der Vater diente dem Patienten als ein Modell für konfliktvermeidendes Verhalten, indem er innerhalb der Paarbeziehung den „passiven Part" einnahm und versuchte, Konflikte zu vermeiden. Auch der Patient tendiert dazu, gegenüber Konflikt- und Problemsituationen eine passive Haltung einzunehmen und mit Vermeidungsstrategien zu reagieren. Es war ihm vor dem Hintergrund seiner Lernerfahrungen nicht möglich, eine ausreichende Selbstwirksamkeitsüberzeugung zu entwickeln, was ihm auch heute erschwert, seine Situation aktiv zu gestalten und sich in seiner eigenen Handlungsfähigkeit wahrzunehmen. Die negativen sozialen Erfahrungen (Außenseiterrolle) sowie die Beschäftigung mit der eigenen und von den Eltern indirekt abgelehnten Homosexualität werden die Entwicklung eines schwachen Selbstwertgefühls sowie die Herausbildung eines Insuffizienzerlebens begünstigt haben. So erlebt sich der Patient im Rahmen von Anforderungssituationen als hilflos, unterlegen und unfähig. Dies zeigt sich besonders in Bezug auf sein Verhalten innerhalb seiner Lerngruppe, in der sich der Patient als „schwächstes Glied" und von den übrigen Gruppenmitgliedern abhängig erlebt. Als auslösende Bedingungen der aktuell vorliegenden Symptomatik ist die Kumulation verschiedener Stressoren zu sehen. Die Verleugnung eigener Bedürfnisse und Gefühle über lange Zeit (z. B. Verleugnung seiner sexuelle Orientierung gegenüber den Eltern) sowie die Zunahme der Lernbelastung werden das Insuffizienzerleben, die Versagens- und Zukunftsängste sowie Hilflosigkeitsgefühle weiter verstärkt haben. Er zeigt verstärkt dysfunktionale Bewältigungsstrategien, die auf dysfunktionalen Einstellungs-, Bewertungs- und Wahrnehmungsprozessen beruhen. So führt die Fokussierung der Wahrnehmung auf körperliche Missempfindungen und die verinnerlichten katastrophisierenden Bewertungsmuster zu einer Fokussierung der Aufmerksamkeit auf mögliche interne Hinweisreize. Aufrechterhalten wird die Störung über den sozialen Rückzug des Patienten (Verstärkerverlust), sein Vermeidungsverhalten (z. B. durch Krankschreibungen) sowie den sekundären Krankheitsgewinn (Aufmerksamkeit der Eltern und Ärzte).

Funktionale Bedingungsanalyse:

S: Lernbelastung (anstehendes zweites Staatsexamen), Konflikt- und Anforderungssituationen. Interaktion mit den Eltern. Der Patient hat z. B. leichte Magen- oder Halsschmerzen.

O:	Überhöhtes Erregungsniveau und erhöhte Stressreagibilität. Hyper-vigilanz. Überhöhte Anpassungs- und Leistungsstandards. Schwaches Selbstwertgefühl. Homosexualität.
Rbehav:	Vermeidungsverhalten, sozialer Rückzug. Sofortiges Aufsuchen eines Arztes. Beschäftigung mit körperlichen Erkrankungen (z. B. Internet-recherche).
Remot:	Frei flottierende Ängste, Zukunfts- und Versagensängste, Überforde-rungs- und Hilflosigkeitsgefühle, Insuffizienzgefühl. Befürchtung, an einer schweren körperlichen Krankheit zu leiden.
Rkog:	Dysfunktionale und selbstabwertende Gedanken: „Ich werde durch die Prüfung fallen." „Ich bin das schwächste Glied der Lerngruppe." „Ich bin schwer krank." „Meine Magenschmerzen werden schlimmer." „Ich werde abgelehnt, weil ich anders (homosexuell) bin." Ausrichtung der Wahrnehmung auf interne Hinweisreize.
Rphys:	Körperliche Beschwerden nehmen zu, Anspannung, Erschöpfung, Schlafstörungen, vegetative Symptome der Angst.
Ckf:	Kurzfristige Entlastung durch Rückzug, Vermeidungsverhalten und Somatisierung (C↗). Reduktion der Angst und Anspannung. Aufmerksamkeit der Eltern und Ärzte (sekundärer Krankheitsgewinn; C+).
Clf:	Die Symptomatik bleibt bestehen und verstärkt sich, das Selbstwert-gefühl sinkt weiter. Der Patient ist in seiner freien Lebensgestaltung ein-geschränkt. Zukunfts- und Versagensängste verstärken sich. Alternative Bewältigungsstrategien bleiben unerprobt. Zunahme der Arztbesuche und der somatischen Beschwerden.

6. F45.0 Somatisierungsstörung G,
F41.1 generalisierte Angststörung G

7. Das Hauptziel der Therapie wird sein, die somatischen Beschwerden des Patien-ten sowie die damit einhergehenden Arztbesuche zu reduzieren. Auch wird es da-rum gehen, die frei flottierenden Ängste des Patienten und das damit verbundene Vermeidungsverhalten abzubauen.

Daraus ergeben sich folgende Teilziele:
Nach dem Aufbau einer kooperativen und vertrauensvollen therapeutischen Arbeitsbeziehung wird dem Patienten eine Einsicht in die Funktionalität seiner

Störung vermittelt, sodass ihm der Zusammenhang zwischen psychischem Erleben und körperlichen Beschwerden klarer wird. Er wird mit dem Teufelskreis der Angst vertraut gemacht und lernen, auslösende und aufrechterhaltende Faktoren zu erkennen und aktiv auf diese einzuwirken. Das Zusammenwirken von alltäglicher Belastung, Überförderungsempfinden und somatoformer Symptomatik soll ihm aufgezeigt werden. Er wird im Aufbau einer differenzierten Selbstwahrnehmung gefördert werden, und die einseitige Ausrichtung seiner Wahrnehmung auf körperliche Hinweisreize soll abgebaut werden. Der Aufbau einer differenzierten Wahrnehmung eigener Bedürfnisse und Gefühle soll gefördert werden, sodass es dem Patienten gelingt, diese adäquat zu formulieren und so zur eigenen Bedürfnisbefriedigung beizutragen. Er soll eine Wahrnehmung der eigenen Belastungsgrenze entwickeln und lernen, sich Ruhephasen einzugestehen, um den Lernstoff (zweites Staatsexamen) bewältigen zu können. Der Patient soll darin gefördert werden, die Zusammenhänge zwischen missachteten Bedürfnissen, Überlastung, Schmerzen und Ängsten zu erkennen, einzuordnen und auf diesem Weg die eigene Wahrnehmung zu beeinflussen. Dysfunktionale und selbstabwertende Kognitionen, die der Selbstfürsorge im Wege stehen, müssen aufgedeckt und modifiziert werden. Es gilt im Weiteren, die überhöhten Leistungs- und Anpassungsstandards zu modifizieren und dem Patienten allgemeine Stress- und Problembewältigungsstrategien zu vermitteln, die er auf seinen Alltag übertragen kann. Mittels eines Entspannungsverfahrens wird er lernen, aktiv auf sein allgemeines Anspannungsniveau und seinen Nachtschlaf einzuwirken. Der Patient wird in seiner Abgrenzungsfähigkeit gefördert werden und lernen, sich autonom zu behaupten (besonders den Eltern gegenüber). Er soll dazu motiviert werden, soziale Kontakte sowie positive Aktivitäten wieder aufzunehmen und in seinen Alltag zu integrieren. Auf diesem Weg sollen alternative Verstärkerquellen erschlossen und ein Raum für das Sammeln von Selbstwirksamkeitserfahrungen erschlossen werden. Es gilt, das Vermeidungs- und Schonverhalten (z. B. durch Krankschreibung) abzubauen, seine Selbststeuerungsfähigkeiten zu verbessern und alternative Strategien zur Angstbewältigung zu vermitteln.

Der Patient ist veränderungsmotiviert und verfügt über nennenswerte Ressourcen (grundsätzliche Zufriedenheit mit seiner Studienwahl, aktivierbares soziales Umfeld). Die Prognose wird daher als hinreichend günstig beurteilt.

8. Es sind weitere 20 Sitzungen Einzeltherapie VT zu je 50 Minuten mit i. d. R. wöchentlichen Sitzungen geplant. Folgende verhaltenstherapeutische Methoden sind dabei bereits eingesetzt worden oder sollen noch zum Einsatz kommen:

- Aufbau einer tragfähigen, vertrauensvollen und kooperativen therapeutischen Arbeitsbeziehung, Ressourcenaufbau und -verstärkung.
- Psychoedukation: Erarbeitung eines plausiblen und nachvollziehbaren Störungsmodells für die Entstehung und Aufrechterhaltung der Beschwerden unter Berücksichtigung psychosomatischer Zusammenhänge. Aufzeigen der Bedeutung psychischer Faktoren.
- Differenzierung von körperlichen Symptomen und Phänomenen auf kognitiver, emotionaler und Verhaltensebene und ihrer wechselseitigen Beeinflussung. Differenzierung der einseitig auf körperliche Hinweisreize ausgerichteten Wahrnehmung.
- Erwerb von Selbstkontrolle durch Selbstbeobachtung, Selbstverbalisationen und (entkatastrophisierende) Selbstinstruktionen.
- Aufbau von Stressbewältigungs- und Problembewältigungsstrategien.
- Erlernen eines Entspannungsverfahrens (PMR nach Jacobson) zur Beeinflussung der physiologischen Erregung und zur Verbesserung des Nachtschlafes.
- Kognitive Umstrukturierung (nach Beck & Ellis) inadäquater Krankheitsüberzeugungen und dysfunktionaler Gedankenmuster mit dem Ziel der Relativierung, Reattribuierung sowie des Aufbaus mehrdimensionalen Denkens. Aufmerksamkeitsumlenkung. Modifikation des Gesundheitsbegriffs.
- Beschränkung der Arztbesuche auf das Notwendigste. Abbau von Schon- und Vermeidungsverhalten.
- Verbesserung der sozialen Fertigkeiten, insbesondere der Durchsetzungs- und Abgrenzungsfähigkeit den Eltern gegenüber, durch Elemente des Selbstsicherheitstrainings ATP. Eigene Bedürfnisse, Gefühle und Belastungsgrenzen wahrnehmen, artikulieren und durchsetzen, sich Fehler erlauben. Aufbau eines stabilen und positiven Selbstwertgefühls sowie der Selbstwirksamkeitserwartung in Bezug auf die Lernstoffbewältigung.
- Anleitung zum Aufbau angenehmer, positiv verstärkender Aktivitäten zur Vermittlung von Erfolgs- und Zufriedenheitserlebnissen.

Bei diesem Fallbeispiel handelt es sich um einen schwer abzugrenzenden Fall. Aufgrund der Schilderungen des Patienten, dass er früher ständig von Arzt zu Arzt gerannt sei und befürchtet habe, unter einer ernsthaften körperlichen Erkrankung zu leiden, liegt die Vermutung nahe, dass es sich um eine hypochondrische Störung und nicht um eine Somatisierungsstörung sowie um eine generalisierte Angststörung handelt. Zudem berichtet er von Schlafstörungen,

Antriebsverlust, Zukunftsängsten und Grübeleien, was auf eine depressive Störung hinweisen könnte.

Allerdings stehen in diesem Fall die Symptome selbst und ihre individuellen Auswirkungen im Vordergrund, während der Patient bei der hypochondrischen Störung seine Aufmerksamkeit mehr auf das Vorhandensein einer ernsthaften Erkrankung legen (z. B. mit der Überzeugung, an Magenkrebs zu leiden) und Untersuchungen verlangen würde, welche die Krankheit bestätigen sollen. Dies ist bei diesem Patienten nicht der Fall. Er berichtet zwar, dass er früher „von Arzt zu Arzt gerannt" ist, da er befürchtet habe, eine ernsthafte körperliche Erkrankung zu haben, kann sich aber heute davon distanzieren. Er sorgt sich aufgrund der verschiedenen Beschwerden um seine Gesundheit, und es wird deutlich, dass er sich eine Behandlung seiner körperlichen Beschwerden wünscht. Die generalisierte Angststörung bedingt sich teilweise aus den somatischen Beschwerden – der Patient befindet sich in einem Teufelskreis. Vorherrschend sind permanente Sorgen beim Patienten, und seine depressiven Symptome (Zukunftsängste, Grübeleien und Schlafstörungen) sind vor dem Hintergrund der generalisierten Angststörung zu verstehen. Er sorgt sich um seine Gesundheit und berichtet, dass er aufgrund seiner Ängste nicht schlafen kann und Zukunftsängste habe. Das vorübergehende Auftreten depressiver Symptome schließt eine generalisierte Angststörung nicht aus, allerdings dürfte der Patient nicht die vollständigen Kriterien für eine depressive Episode erfüllen (vgl. ICD-10, F41.1 und F45.0). Die in diesem Fall geschilderten depressiven Symptome haben zudem nicht die Ausprägung einer depressiven Episode, wie sie im ICD-10 unter F32 beschrieben ist.

5.7 Fallbeispiel: Somatoforme Funktionsstörung

Bericht zum Erstantrag auf LZT

F45.30 somatoforme autonome Funktionsstörung des kardiovaskulären Systems (Herzneurose) G

Rahmendaten:
Alter: 65 Jahre
Geschlecht: männlich
Beruf: Zollbeamter, berentet
Familienstand: verheiratet, kinderlos

1.[20] Der Patient kommt auf dringende Empfehlung seines behandelnden Psychiaters in die Psychotherapie und berichtet im Erstgespräch, dass er seit Juni 2007 unter „zunehmenden Herzbeschwerden" und damit einhergehenden Ängsten bis hin zu gelegentlich auftretenden Panikattacken leide. Diese seien erstmals nach einem Krankenhausaufenthalt aufgrund seines Vorhofflimmerns aufgetreten. Seit 2002 (Ablatio am Herzen wegen Herzrasen) nehme er Herzmedikamente ein, worauf er nun seine aktuell vorliegenden Symptome zurückführe. Er kontrolliere mehrfach täglich seinen Blutdruck („mein Kardiologe tadelt mich dafür, aber es gibt mir Sicherheit"), und jede kleine Schwankung löse bei ihm die Sorge aus, einen Herzinfarkt zu bekommen. Seine Beschwerden seien zudem von großer Unruhe, Schwitzen, Hitzewallungen, Mundtrockenheit sowie Harn- und Stuhldrang begleitet, doch fehle laut Aussage seiner Ärzte ein ausreichender somatischer Befund für diese. Mittlerweile traue sich der Patient aufgrund der mangelnden medizinischen Vorsorge nicht einmal mehr, bestimmte Urlaubsländer zu bereisen, da er befürchte, es könne ihm dort etwas passieren. Zudem habe er seit seiner Pensionierung das Gefühl, den „Zenit des Lebens überschritten" zu haben, und denke oft an den Tod, „der nun immer näher" rücke.

2. Der Patient sei als Einzelkind bei seinen leiblichen Eltern in einer grundsätzlich liebevollen und harmonischen Familienatmosphäre aufgewachsen. 1948 sei die Familie aus der Sowjetunion nach Thüringen geflüchtet, sodass der Patient zunächst gemeinsam mit den Eltern in sehr beengten Wohnverhältnissen habe leben müssen.

· ·

20 Zur Erläuterung der Ziffern s. S. 26.

Auch sei die Familienatmosphäre zu dieser Zeit aufgrund der schwierigen finanziellen Situation stark belastet gewesen. Die Mutter (+28 Jahre, Redakteurin) sei eine liebevolle und fürsorgliche Frau gewesen, für die ihre Familie immer an erster Stelle gestanden habe. Trotz der eigenen Belastung habe sie versucht, für den Patienten da zu sein und ihm ausreichend Sicherheit und Halt zu geben. 1988 sei sie infolge eines Herzinfarktes verstorben, was der Patient als einen großen Verlust erlebt habe. Der Vater (+30 Jahre, Beamter) sei ein strenger und dominanter Mann gewesen, der innerhalb der Familie klar die Führung übernommen habe. 1997 sei er infolge eines Herzversagens verstorben. Während der Kindheit und Jugend des Patienten sei die Familie aufgrund zahlreicher Versetzungen des Vaters häufig umgezogen.

Der Patient habe bei guten schulischen Leistungen ein Gymnasium besucht, welches er mit seinem Abitur verlassen habe. Den Kontakt zu seinen Lehrern schildert er aufgrund seiner Leistungsbereitschaft als durchgängig positiv. Das Schließen sozialer Kontakte sei ihm in Anbetracht der häufigen Umzüge der Familie sehr schwergefallen. Im Anschluss an sein Abitur habe er bei der Zollverwaltung die höhere Beamtenlaufbahn eingeschlagen. Bis zu seiner Berentung sei er in seinem Beruf tätig gewesen. („Ich bin Beamter geworden, weil ich die Sicherheit suchte, lieber wäre ich Architekt geworden".)

Der Patient sei seit 30 Jahren mit seiner Frau (ebenfalls Beamtin) verheiratet und führe eine durchgängig gute und harmonische Ehe. 2005 sei die Ehefrau an Brustkrebs erkrankt, was eine massive Belastung dargestellt habe. In seiner Freizeit interessiere sich der Patient für Sport (z. B. Fußball), lese gerne oder höre Radio. Zudem verreise er regelmäßig mit seiner Frau, doch sei dies nun, in Anbetracht seiner Ängste, nicht mehr möglich. So informiere er sich vor Reisen genau über die medizinische Versorgung, was dann letztendlich zu einer Entscheidung bezüglich des Reiseziels führe. Das Ehepaar verfüge nur begrenzt über soziale Kontakte, habe jedoch einen kleinen, engen Freundeskreis.

Gesundheitliche Entwicklung/bisherige Psychotherapien:
Keine bisherigen ambulanten oder stationären psychotherapeutischen Behandlungen. 2002 Ablatio am Herzen wegen Herzrasens sowie Medikation mit Betablockern bei begleitender kardiologischer Behandlung. 2007 Krankenhausaufenthalt bei Vorhofflimmern. Für die aktuell vorliegende Symptomatik liegt laut Aussage der behandelnden Ärzte kein ausreichender somatischer Befund vor.

3. Beim Patienten handelt es sich um einen deutlich jünger wirkenden, konservativ gekleideten Mann, der im Rahmen des Erstgesprächs einen sehr angespannten und ratlosen Eindruck vermittelt. Im Kontakt wirkt er freundlich zugewandt, berichtet allerdings zunächst eher misstrauisch und unsicher wirkend von seinen aktuellen Problemen. Dabei ist er gedanklich auf seine körperlichen Beschwerden sowie seine dadurch entstehenden Einschränkungen fixiert. Es zeigt sich ein hoher Leidensdruck. Die Intelligenz und Differenziertheit der Persönlichkeit kann, bei unterdurchschnittlich ausgeprägter Introspektionsfähigkeit, als durchschnittlich bewertet werden. Deutlich treten im Kontakt seine Gewissenhaftigkeit sowie sein hohes Sicherheitsbedürfnis hervor. Die mnestischen Funktionen sind intakt, und es finden sich keine Hinweise auf psychotisches Erleben oder Zwangsphänomene. Der Patient ist zu allen Bewusstseinsinhalten voll orientiert. Herzbeschwerden, einhergehend mit Herzrasen, Schwindel und Engegefühlen (ohne ausreichenden somatischen Befund) sowie massiven Ängsten bis hin zu gelegentlich auftretenden Panikattacken. Die affektive Lage des Patienten erscheint ängstlich getönt. Störung der Vitalgefühle, keine Antriebsminderung. Kein Drogen-, Medikamenten- oder Alkoholabusus. Eigen- oder Fremdgefährdung liegt nicht vor.

4. Siehe Konsiliarbericht.

5. Der Patient leidet unter der störungsspezifischen Symptomatik einer Herzneurose, die mit Herzbeschwerden, vegetativen Symptomen sowie Ängsten bis hin zu gelegentlich auftretenden Panikattacken einhergeht und zu verstärktem Kontroll- und Vermeidungsverhalten führt. Als Auslöser kann der Krankenhausaufenthalt des Patienten aufgrund seines Vorhofflimmerns angenommen werden, der die Angst, einen Herzinfarkt (wie auch die Eltern) zu erleiden, schürte. Der Patient geriet somit zunehmend in einen Teufelskreis, bestehend aus aufeinander bezogenen negativen Erwartungen, Gefühlen, Körpersymptomen, erhöhter Selbstaufmerksamkeit sowie Sicherheits- und Vermeidungsverhalten, was schließlich zur Aufrechterhaltung und Verstärkung der Symptomatik im Sinne einer Herzneurose führte.

Die Genese dieser ängstlichen kognitiven Strukturen ist in den frühen Erfahrungen des Patienten zu suchen. So wuchs er in einer Familienatmosphäre auf, die er als liebevoll und harmonisch beschreibt, die allerdings durch belastende Rahmenbedingungen geprägt gewesen zu sein scheint. Die Haltung der Mutter kann als konfliktvermeidend beschrieben werden, was sich in ihrem starken Streben nach Harmonie äußerte. So versuchte sie, dem Patienten trotz ihrer eigenen Belastung, die vor dem Hintergrund der Flucht aus der ehemaligen Sowjetunion entstand, ausreichend Sicherheit und Beständigkeit zu vermitteln, was zu einer kompensatorisch anmutenden und ängstlichen Zuwendung führte und das Erlernen von ausreichenden Problem- und Konfliktbewältigungsstrategien auf Seiten des Patienten verhinderte. In Anbetracht des mütterlichen Modells entwickelte auch der Patient eine ängstliche Grundhaltung sowie ein starkes Streben nach Harmonie und Sicherheit, was sich heute in seinem sehr geradlinigen Lebensweg sowie seiner als konfliktfrei beschriebenen und langjährigen Ehe zeigt. Vor dem Hintergrund der belasteten Familienatmosphäre sowie der zahlreichen Umzüge lässt sich des Weiteren vermuten, dass der Patient bereits früh selbstbezogene Bedürfnisse zurücknahm und versuchte, sich den Bedingungen anzupassen, was den Aufbau einer differenzierten Gefühls- und Bedürfniswahrnehmung verhinderte und aktuell den Umgang mit der Schwellensituation (Berentung) erschwert.

Zudem spielt die Pensionierung im Sinne eines Verstärkerverlusts eine wesentliche Rolle in Bezug auf die Entwicklung der Beschwerden. Vor dem Hintergrund seiner Lerngeschichte reagiert er zudem mit einer überhöhten Empfindlichkeit auf Stress. Dabei stellen die entsprechenden Kognitionen innere angstauslösende und verunsichernde Stimuli dar, die zu physiologischen Veränderungen führen, welche mit Gefahr und Angst assoziiert sind. Auf diese wahrgenommene Bedrohung reagiert der Patient wiederum mit Angst bzw. Vermeidungsverhalten, was in dem beschriebenen Teufelskreis mündet.

Funktionale Bedingungsanalyse:

S:	Krankenhausaufenthalt aufgrund des Vorhofflimmerns, belastende Schwellensituation (Berentung).
O:	Überhöhtes autonomes Erregungsniveau und erhöhte Stressreagibilität. Herzerkrankung, genetische Disposition.
Rbehav:	Vermeidungs- und Kontrollverhalten (z. B. ständiges Blutdruckmessen).
Remot:	Angst, Hilflosigkeits- und Überforderungsgefühle, Zukunftsängste, Ratlosigkeit.
Rkog:	Dysfunktionale Ausrichtung der Wahrnehmung sowie ängstliche Kognitionen, insbesondere bei kleinsten Blutdruckschwankungen. („Ich bekomme bestimmt einen Herzinfarkt".)
Rphys:	Erhöhte innere Anspannung. Vegetative Begleitsymptomatik der Angst, Blutdruckanstieg.
Ckf:	Kurzfristige Entlastung durch Vermeidungs- und Kontrollverhalten (z. B. durch Blutdruckmessung oder Auswahl des Urlaubsziels nach dem Kriterium des medizinischen Versorgungsniveaus). Sicherheitsgefühl.
Clf:	Die Symptomatik bleibt bestehen und verstärkt sich, Ängste, Hilflosigkeitsgefühl und fehlendes Sicherheitsempfinden werden auf-

rechterhalten. Der Patient ist in seiner Lebensbewältigung einge-schränkt und kann seine Ressourcen nicht nutzen. Alternative Bewäl-tigungsstrategien bleiben unerprobt.

6. F45.30 somatoforme autonome Funktionsstörung des kardiovaskulären Systems (Herzneurose) G

7. Das Hauptziel der Therapie wird es sein, die Ängste des Patienten, einhergehend mit den körperlichen Beschwerden, zu vermindern sowie Unsicherheiten, Kontroll- und Vermeidungsverhalten abzubauen. Grundsätzlich gilt es, den Patienten im Aufbau einer differenzierten Wahrnehmung selbstbezogener Bedürfnisse zu för-dern und ihm somit eine befriedigende Gestaltung seiner Schwellensituation zu ermöglichen.

Daraus ergeben sich folgende Teilziele:
Nach dem Aufbau einer vertrauensvollen und kooperativen therapeutischen Arbeitsbeziehung soll der Patient eine Einsicht in die Funktionalität seiner Störung erhalten sowie die notwendigen Informationen vermittelt bekommen, die ihm den Zusammenhang zwischen psychischem Erleben und körperlichen Beschwerden verdeutlichen. Hierzu wird er mit dem Teufelskreis der Angst vertraut gemacht und lernen, Körpersignale differenzierter wahrzunehmen sowie diese angemes-sen zu interpretieren, anstatt in Panik und Katastrophengedanken zu verfallen. Hypochondrische Gedanken sowie der Gesundheitsbegriff müssen dabei modi-fiziert werden. Auch das ängstliche Kontroll- und Vermeidungsverhalten (mehr-mals täglich Blutdruckmessen, Reisen danach ausrichten, welche Länder eine gute Krankenversorgung aufweisen) gilt es abzubauen, damit der Patient seinen Alltag wieder angstfreier gestalten kann. Er wird zudem lernen, sich zu entspan-nen, um seine überhöhte Anspannung zu reduzieren. Dazu gehört, dass er lernt, Entspannung in für ihn problematischen Situationen eigenständig herzustellen. Es ist am Aufbau eines funktionalen Selbstbildes, einschließlich der Stärkung der Selbsteffizienzerwartungen, zu arbeiten, sodass der Patient sich mit den Angst aus-lösenden Situationen konfrontieren kann. Es gilt, ihn im Aufbau einer differen-zierten Wahrnehmung eigener Bedürfnisse und Gefühle zu fördern, sodass es ihm möglich wird, sein Verhalten an diesen zu orientieren und sich eine befriedigende Zukunftsperspektive aufzubauen. Eine realistische Selbstwahrnehmung soll aufge-baut werden, damit der Patient in Hinblick auf seine Situation als Pensionär in die Lage versetzt wird, seinen Alltag neu und angemessen zu gestalten.

Der Patient verfügt über nennenswerte Ressourcen (z. B. Interesse an Sport, stabile Ehe, kleiner, aber enger Freundeskreis), die für den therapeutischen Prozess genutzt werden können. Zudem steht er unter einem hohen Leidensdruck und ist motiviert, aktiv eine Veränderung herbeizuführen. Vor diesem Hintergrund ist die Prognose als ausreichend günstig zu bewerten.

8. Es sind 45 Sitzungen Einzeltherapie VT zu je 50 Minuten mit i. d. R. wöchentlichen Sitzungen geplant. Folgende verhaltenstherapeutische Methoden sollen dabei zum Einsatz kommen:

- Aufbau einer tragfähigen, vertrauensvollen und kooperativen therapeutischen Arbeitsbeziehung und Erstellung eines individuellen Störungsmodells, Verhaltensanalyse. Edukation psychophysiologischer Vorgänge. Bibliotherapie.
- PMR nach Jacobson: Der Patient soll lernen, aktiv Entspannung herzustellen, und somit seine physiologische Erregung selbstständig zu kontrollieren. Ziel ist die Verminderung der Anspannungen und die Stressprophylaxe.
- Angstbewältigungstraining nach Margraf und Schmidt-Traub: Im therapeutischen Prozess werden die kognitiven Bewertungen der Angst diskutiert und funktional modifiziert. Die Vermeidungsreaktion wird verhindert. Der Patient wird zu entkatastrophisierenden Selbstinstruktionen angeleitet. Einsatz von Verhaltensexperimenten sowie Angstexposition.
- Kognitive Umstrukturierung dysfunktionaler Gedanken und Einstellungen, sokratischer Dialog, um dysfunktionale Überzeugungen in Bezug auf seine Gesundheit abzubauen (nach A. Beck). Der Patient soll funktionale Selbstverbalisationen erlernen und somit seine Selbsteffizienzüberzeugungen steigern. Übungen zur Wahrnehmung und zum Ausdruck eigener Bedürfnisse und Wünsche mittels Elementen aus der RET (nach A. Ellis).
- Training der Aufmerksamkeitslenkung zur Verbesserung der vegetativen Symptomatik sowie Förderung einer realitätsgerechten Deutung der eigenen Körpersignale.
- Abbau des Kontroll- und Vermeidungsverhaltens (z. B. ständiges Blutdruckmessen).
- Identifikation sowie Aufnahme positiver Aktivitäten zum Erschließen alternativer Verstärkerquellen sowie zur Vermittlung von Zufriedenheitserlebnissen.

5.8 Fallbeispiel: Zwang

Bericht zum Umwandlungsantrag auf LZT

F42.2 Zwangsgedanken und -handlungen gemischt G

Rahmendaten:
Alter: 30 Jahre
Geschlecht: weiblich
Beruf: ohne Ausbildung, Bankangestellte
Familienstand: ledig, kinderlos

9. Es fand zunächst eine KZT zur Überprüfung der Indikation einer LZT statt. Im Rahmen der KZT zeigte die Patientin eine aktive Mitarbeit und erschien regelmäßig sowie zuverlässig zu den vereinbarten Terminen. Es konnte eine vertrauensvolle und kooperative therapeutische Arbeitsbeziehung etabliert werden.

Zu Beginn der Therapie fühlte sich die Patientin durch ihre Zwangsgedanken massiv in ihrer freien Lebensgestaltung eingeschränkt, und es gelang ihr nicht, ihr Vermeidungs- bzw. Kontrollverhalten zu unterlassen. So war es ihr beispielsweise nicht möglich, ein Restaurant mit offenem Büfett zu besuchen, da sie befürchtete, an vergifteten Nahrungsmitteln zu erkranken. Durch ihre zunehmende Arbeitsbelastung und ihre finanziellen Probleme fühlte sich die Patientin zudem innerlich stark angespannt und überfordert. Es war ihr aufgrund ihrer überhöhten Leistungs- und Verantwortungsstandards nicht möglich, sich Ruhephasen einzugestehen und selbstfürsorglich zu handeln. Besonders innerhalb der Beziehungsgestaltung zu ihrem Vater zeigte die Patientin ein überangepasstes Verhalten, und es gelang ihr nicht, ihn in seiner Eigenverantwortung für sein Leben wahrzunehmen. Mittlerweile kann die Patientin im Rahmen der Expositionsbehandlung zunehmend Abstand von ihrem Kontrollverhalten gewinnen und auf spezifische Reaktionen verzichten. So konnte sie sich beispielsweise dazu bereit erklären, aus einer von mir geöffneten Wasserflasche zu trinken, was bereits als ein großer Fortschritt zu bewerten ist. Zunehmend ist sie dazu bereit, sich ihren Ängsten zu stellen und sich diesen schrittweise auszusetzen. Das Entspannungsverfahren erlebt die Patientin als entlastend, sie kann es mittlerweile selbstständig anwenden und so positiv auf ihren Nachtschlaf einwirken. Besonders innerhalb der Beziehung zu ihrem Vater gelingt es der Patientin nach zahleichen Gesprächen, ihn in seine Selbstverantwortung zu entlassen. Ihr Fokus konnte insgesamt auf selbstfürsorgliche Verhaltensweisen verschoben werden, jedoch kommt es in Anbetracht ihrer massiven finanziellen Belastung immer wieder zu Situationen, in denen sich die Patientin selbst überfordert. Auch in beruflichen Belastungssituationen reagiert die Patientin weiterhin mit der verstärkten Übernahme von Verantwortung, was zu innerer Anspannung führt und somit die Zwangssymptomatik verstärkt. In einem anschließenden Therapieabschnitt müssen daher überhöhte Leistungs- und Anpassungsstandards dringend weiter abgebaut werden. Es gilt, die Patientin in der Äußerung und Durchsetzung eigener, selbstbezogener Bedürfnisse weiter zu fördern und ihre Fähigkeit, sich abzugrenzen, zu verbessern. Die Patientin beginnt, ihre Bedürfnisse differenziert wahrzunehmen, doch fällt es ihr weiterhin schwer, ihr Verhalten daran zu orientieren. Insgesamt ist die Entwicklung der Patientin als positiv, jedoch noch äußerst instabil zu betrachten. Es besteht weiterhin ein klinisch relevantes Störungsbild, welches dringend therapeutischer Behandlung bedarf. Eine Beendigung der Therapie zum jetzigen Zeitpunkt hätte einen Rückfall zur Folge. Um die bisherigen Therapieerfolge nicht zu gefährden bzw. weiterhin konsolidieren und ausbauen zu können, wird somit um die Umwandlung in eine LZT gebeten und die Bewilligung weiterer 20 Therapiestunden beantragt.

1. Die Patientin kommt aus eigener Initiative und Empfehlung ihres Hausarztes in die Psychotherapie. Sie berichtet im Erstgespräch, dass sie seit etwa vier Jahren unter Zwangsgedanken leide. Beispielsweise könne sie nicht aus einer geöffneten Wasserflasche trinken, die sie kurz unbeobachtet habe stehen lassen, da sie befürchte, jemand könne das Getränk vergiftet haben. Auch könne sie nur Lebensmittel essen, die sich vorher in einer eingeschweißten Verpackung befunden haben. Sie fühle ich von ihren Gedanken beeinträchtigt und könne ihre Kontrollhandlungen (Beobachten, Wegschmeißen von Lebensmitteln) nicht unterlassen, ohne unter massiver innerer Anspannung und Ängsten zu leiden. Durch ihre Kontrollhandlungen sei es ihr möglich, kurzfristig ihre innere Anspannung zu reduzieren. Insgesamt habe sich die Symptomatik innerhalb der letzten Jahre mit zunehmender Arbeits- und finanzieller Belastung verschlimmert. Die Patientin sei froh, als unausgebildete Kraft nach ihrer Arbeitslosigkeit eine Stelle erhalten zu haben, um ihre Schulden abzahlen zu können. Doch fühle sie sich von ihrer Arbeit „nicht erfüllt", ihr fehle der „tiefere Sinn" in ihrer Tätigkeit. Aufgrund dessen habe sie sich dazu entschieden, ein berufsbegleitendes Studium an einer Fernuniversität zu beginnen. Die Patientin leide unter Einschlafstörungen und fühle sich am Morgen meist völlig erschöpft, da sie in der Nacht stundenlang wach im Bett liege und in Gedanken den Tag durchgehe. Sie frage sich dann immer wieder, ob sie im Rahmen ihrer Kontrollhandlungen eventuell einen „Fehler" begangen habe. Von der Therapie erhoffe sich die Patientin, einen Weg zu finden, mit ihren Zwängen angemessen umzugehen, sodass es ihr möglich werde, ihr Leben „frei" zu gestalten.

2. Die Patientin sei als Einzelkind bei ihren leiblichen Eltern in einer konfliktvermeidenden Familienatmosphäre aufgewachsen. Die Mutter (+24 Jahre, Hausfrau) sei eine sehr „kindliche" Frau gewesen, die nie die „Mutterrolle" eingenommen habe. Einerseits sei sie häufig albern und lustig gewesen, andererseits habe ihre Stimmung innerhalb kürzester Zeit umschlagen können. Wenn die Mutter wütend gewesen sei, habe sie sich gegenüber der Patientin sehr aggressiv und abwertend verhalten. Zudem sei sie regelmäßig „völlig ausgerastet" und habe die Patientin geschlagen, was diese in einem Zustand der „Ohnmacht und Hilflosigkeit" ertragen habe. Die Mutter habe nach mehreren psychiatrischen und medikamentösen Behandlungsversuchen schließlich Suizid begangen, was für die inzwischen erwachsene Patientin trotz ihrer ambivalenten Beziehung zur Mutter ein „großer Schock" gewesen sei. Sie habe auf den Selbstmord der Mutter, die sich zu diesem Zeitpunkt in einer stationären psychiatrischen Behandlung befunden habe, zunächst mit einem Zustand der „Schockstarre" regiert. Kurz darauf habe sie damit begonnen, sich selbst zu verletzen, und habe eine Bulimie entwickelt, die sich nach der Übernahme der väterlichen Spedition (nach Insolvenzverfahren) spontan zurückgebildet habe. Der Vater (+ 31, selbstständig mit eigener Spedition) sei ein sehr warmherziger Mann, der immer ihr „großes Vorbild" gewesen sei. Aufgrund seiner Selbstständigkeit sei er nur selten zu Hause gewesen, und die Patientin habe ihn häufig vermisst. Besonders vor ihm habe sie lange Zeit versucht, das „starke und fröhliche Mädchen" zu spielen, um den Vater nicht zu belasten. Die Beziehung zu ihm sei heute sehr eng, und die Patientin versuche, ihn in Anbetracht seiner Arbeitslosigkeit finanziell zu unterstützen. Aufgrund ihrer eigenen Schulden (nach der Übernahme der väterlichen Spedition ist die Firma in Konkurs gegangen) sei ihr dies nur unter größten Anstrengungen möglich.

Die Patientin habe bei guten schulischen Leistungen ein Gymnasium besucht. Sie habe die Schule mit einem Fachabitur verlassen und im Anschluss in verschiedenen Bereichen gearbeitet. Den Kontakt zu ihren Mitschülern beschreibt die Patientin als „äußerst problematisch". Sie sei schon während ihrer Grundschulzeit von ihren Klassenkameraden gehänselt worden und immer eine Außenseiterin gewesen. Der Kontakt zu ihren Lehrern sei aufgrund ihres angepassten und ehrgeizigen Verhaltens gut gewesen. 2004 habe sie die Spedition des Vaters (nach Insolvenz) übernommen.

Seit einem Jahr lebe die Patientin in einer festen Beziehung zu einem Mann, den sie bereits vor vier Jahren kennengelernt habe. Der Lebensgefährte habe sich während der ersten Jahre nicht zu der Patientin bekennen können, was sie sehr verletzt habe. 2004 sei sie von ihm schwanger geworden. Trotz Kinderwunsch habe sie einen Schwangerschaftsabbruch vornehmen lassen. Nachdem sie mit der väterlichen Spedition 2005 „pleitegegangen sei", habe sie unter großem finanziellen Druck gestanden. Schließlich habe sie trotz ihrer fehlenden Ausbildung eine Stelle in einer Bank erhalten und kümmere sich dort um die Kreditbewilligung, was sie als eintönig erlebe. Allerdings bekomme sie als Bankangestellte günstigere Kreditkonditionen und habe dadurch die Möglichkeit, sich aus ihren eigenen Schulden zu befreien. Momentan zahle sie jeden Monat mehrere Hundert Euro ab und versuche, so weit wie möglich ihren Vater zu unterstützen. Aufgrund ihrer Unzufriedenheit mit ihrer Arbeitsstelle habe sie sich dafür entschieden, ein berufsbegleitendes Studium an einer Fernuniversität zu absolvieren, doch fühle sie sich von der „Doppelbelastung" zunehmend überfordert. Während ihrer Freizeit singe die Patientin in einer Big Band. Sie verfüge über ausreichend soziale Kontakte, doch seien ihre Möglichkeiten der freien Freizeitgestaltung mit Freunden aufgrund ihrer Zwänge deutlich eingeschränkt.

Gesundheitliche Entwicklung/bisherige Psychotherapien:
Keine für die Psychotherapie relevanten körperlichen Vorerkrankungen. Keine bisherige Psychotherapie. Die Patientin befindet sich in begleitender fachärztlicher Behandlung und wird medikamentös mit Antidepressiva behandelt.

3. Die Patientin ist eine gepflegte, sportlich gekleidete und leicht übergewichtige Frau, die deutlich angespannt wirkend zum Erstgespräch erscheint. Sie berichtet freundlich und zugewandt über ihre Problematik, wobei ihre Schamgefühle in Bezug auf ihre Symptomatik deutlich zum Ausdruck kommen. Ihre affektive Lage ist leicht dysphorisch gestimmt, und die Patientin leidet unter einer Störung der Vitalgefühle. Sie ist innerlich unruhig und leidet unter massiver innerer Anspannung, die sie über ihr Kontrollverhalten kurzfristig zu reduzieren versucht. Der Antrieb ist regelrecht, und es zeigen sich keine Hinweise auf psychotische Phänomene oder Beeinträchtigung der mnestischen Funktionen. Die Patientin ist bewusstseinsklar und zu allen Bewusstseinsinhalten voll orientiert. Inhaltlich ist sie auf ihre berufliche Situation sowie ihre Kontrollhandlungen fixiert. Ein-

und Durchschlafstörungen. Intelligenz, Differenziertheit der Persönlichkeit und Introspektionsfähigkeit können als durchschnittlich bewertet werden. Auffallend sind ihre hohen Ansprüche an die eigene Leistungsfähigkeit sowie das überfürsorgliche Verhalten dem Vater gegenüber. Kein Medikamenten-, Drogen- oder Alkoholabusus. Suizidalität wird glaubhaft verneint.

4. Siehe Konsiliarbericht.

5. Die Patientin leidet unter der spezifischen Symptomatik einer Zwangsstörung, die mit der Angst vor Vergiftung (durch geöffnete Lebensmittel) sowie innerer Anspannung einhergeht und die durch multiple psychosoziale Belastungsfaktoren ausgelöst wurde. Die Patientin verfügt nicht über die ausreichenden Problem- und Stressbewältigungsstrategien sowie über Fähigkeiten der eigenen Emotionsregulation, die sie dafür benötigt, ihre Belastungssituation funktional zu bewältigen.

Für die Genese der störungsspezifischen Symptomatik sind lerngeschichtliche Faktoren relevant. Die Patientin wuchs in einer einerseits konfliktvermeidenden, andererseits äußerst instabilen Familienatmosphäre auf, in der sie von Seiten der psychisch kranken Mutter nur unzureichend Sicherheit und Wertschätzung erfuhr. Die Mutter zeigte der Patientin gegenüber ein stark ambivalentes Erziehungsverhalten. Sie tendierte zu aggressiven Ausbrüchen und war nicht in der Lage, eigene Gefühle funktional zu bewältigen. So bot sie der Patientin ein Modell für dysfunktionale Bewältigungsstrategien in Bezug auf die eigene Emotionsregulation. Die Patientin scheint schon früh in Problemsituationen auf sich alleine gestellt gewesen zu sein, sodass sie in Ermangelung adäquater Modelle keine Problembewältigungsstrategien entwickeln konnte. Es ist zu vermuten, dass sie im Kontakt zu den Eltern lernte, eigene Gefühle und Bedürfnisse zurückzustellen, um diese nicht zu belasten bzw. sich vor ihren aggressiven Ausbrüchen (Mutter) zu schützen. Die Entwicklung einer differenzierten Wahrnehmung der eigenen Gefühlswelt konnte somit nicht gelingen. Das gewalttätige Verhalten der Mutter wird die Patientin zudem internal attribuiert haben, sodass sie kein positives und stabiles Selbstwertgefühl entwickeln konnte. Sie wird auf die ständig drohende Gefahr, Opfer der impulsiven Ausbrüche ihrer Mutter zu werden, mit der Entwicklung einer erhöhten Wachsamkeit gegenüber Gefahrenreizen reagiert haben, was die Entwicklung der aktuell vorliegenden Symptomatik begünstigte. In der aktuellen Beziehungsgestaltung zum Vater zeigen sich die überhöhten Anpassungsstandards der Patientin z. B. darin, dass es ihr nicht gelingt, den Vater in der Eigenverantwortung für sein Leben wahrzunehmen. Über ihre eigene Belastungsgrenze hinaus versucht sie, ihn zu unterstützen und

Verantwortung für sein Leben zu übernehmen (wie auch schon bei der Übernahme seines insolventen Betriebes).

Es gelingt ihr nicht, sich adäquat abzugrenzen und innerhalb ihrer massiv belastenden Situation selbstfürsorglich zu handeln. Vermutlich erfuhr die Patientin von Seiten ihres Vaters eine äußerst einseitige Verstärkung für die Übernahme von teilweise falscher Verantwortung. Bereits in der Reaktion der Patientin auf den Suizid der Mutter zeigen sich ihre inadäquaten Bewältigungsstrategien in Bezug auf die eigene Emotionsregulation. So berichtet sie, auf den Tod der Mutter zunächst mit Selbstverletzungen und einer Essstörung reagiert zu haben, welche sich nach ihrer Verantwortungsübernahme für den väterlichen Betrieb spontan zurückbildete. Es scheint, als sei es der Patientin über ihr Leistungsstreben und die verstärkte Verantwortungsübernahme gelungen, ihre Gefühle und Ängste kurzfristig zu kompensieren. Die zunehmende Belastung durch die eigene „Firmenpleite" (finanzielle Probleme) scheint jedoch zu einem massiven Gefühl des Kontrollverlustes geführt zu haben, auf welches sie mit innerer Anspannung und schließlich mit der beschriebenen Symptomatik reagierte. Der Teufelskreis aus belastenden Emotionen, innerer Anspannung und zunehmenden Kontrollhandlungen verhindert das Erlernen alternativer Bewältigungsstrategien, sodass es der Patientin nicht gelingt, ihre Situation funktional zu bewältigen. Verhaltensexzesse zeigen sich auf gedanklicher Ebene (Zwangsgedanken), in der überhöhten Verantwortungsübernahme und den Kontrollhandlungen der Patientin. Verhaltensdefizite bestehen in den Bereichen der Emotionsregulation, im Umgang mit Problemsituationen sowie in der Stressbewältigungsfähigkeit und der Wahrnehmung eigener Bedürfnisse und Gefühle. Aufrechterhalten wird die störungsspezifische Symptomatik durch das inadäquate Verstärkungsverhalten des Vaters sowie die kurzfristige Anspannungsreduktion, die die Patientin über ihre Kontrollhandlungen erzielt.

Funktionale Bedingungsanalyse:

S: Multiple psychosoziale Belastung (Schulden, Insolvenz, Unzufriedenheit am Arbeitsplatz). Angstauslösende Situationen (z. B. die Patientin lässt eine geöffnete Wasserflasche auf ihrem Schreibtisch stehen).

O: Erhöhte Stressreagibilität. Überhöhte Verantwortungs-, Leistungs- und Anpassungsstandards. Fehlende Wahrnehmung von eigenen Bedürfnissen und Gefühlen. Hypervigilanz.

Rbehav: Übernahme von Verantwortung, Anpassung an die Bedürfnisse eines Gegenübers (z. B. Vater). Kontrollhandlungen (z. B. Beobachten der Flasche, Entsorgen von geöffneten Lebensmitteln).

Remot:	Überforderungsgefühle, Gefühl des Kontrollverlustes, Angst, Schuldgefühle.
Rkog:	Dysfunktionale Kognitionen in Bezug auf das Selbst, die Umwelt und die Zukunft, z. B. „Ich muss meinen Vater unterstützen, sonst bin ich eine schlechte Tochter." „Ich könnte mich vergiften." „Ich darf keine Schwäche zeigen." „Meine Kontrollen könnten ein Unglück verhindern."
Rphys:	Schlafstörungen, erhöhte innere Anspannung, Erschöpfung.
Ckf:	Kurzfristige Reduktion der inneren Anspannung und Ängste durch Kontroll- und Vermeidungsverhalten (C↗; z. B. Beobachten der Wasserflasche, Entsorgen von geöffneten Lebensmitteln). Erhöhtes Kontrollerleben über Leistungsstreben und Verantwortungsübernahme. Zuwendung des Vaters (sekundärer Krankheitsgewinn; C+).
Clf:	Langfristig bleibt die Symptomatik bestehen und verstärkt sich. Überforderungsempfinden und Erschöpfung nehmen zu. Adäquate, alternative Bewältigungsstrategien bleiben unerprobt. Gefahr der depressiven Dekompensation als negative Konsequenz.

6. F42.2 Zwangsgedanken und -handlungen gemischt G

7. Das Hauptziel der Therapie wird sein, die Zwangssymptomatik der Patientin zu reduzieren, sodass es ihr möglich wird, ihr Leben entsprechend ihren selbstbezogenen Bedürfnissen zu gestalten.

Daraus ergeben sich folgende Teilziele:
Nach dem Aufbau einer vertrauensvollen und kooperativen therapeutischen Arbeitsbeziehung werden der Patientin Informationen über ihre Störung vermittelt werden. Es soll ihr der Zusammenhang zwischen ihrem psychischen Erleben und der Zwangssymptomatik verstehbar gemacht werden. Sie wird eine Einsicht in auslösende und aufrechterhaltende Bedingungen vor dem Hintergrund ihrer Lerngeschichte erhalten und lernen, aktiv auf diese Einfluss zu nehmen. Sie wird im Aufbau eines stabilen und weniger leistungsorientierten Selbstwertgefühls gefördert werden und eine differenzierte Wahrnehmung der eigenen, selbstbezogenen Bedürfnisse entwickeln. Zudem wird es von Bedeutung sein, die Patientin darin zu unterstützen, dem Impuls der Zwangshandlungen nicht nachzugeben (Reaktionsverhinderung), und ihr alternative Wege der Emotionsbewältigung zu vermitteln. Es gilt, die Stressmanagement- sowie die Problembewältigungs-

fähigkeiten der Patientin zu fördern und dysfunktionale Kognitionen, die dem Abbau der Zwangssymptomatik im Wege stehen, zu modifizieren. Die Patientin wird alternative Strategien für die eigene Emotionsregulation vermittelt bekommen und lernen, mit ihren Ängsten adäquat umzugehen und diese nicht mehr über den Einsatz von Kontrollhandlungen zu reduzieren. Zunächst wird sie hierfür in der Beobachtung und Wahrnehmung ihres eigenen Verhaltens (Zwänge) geschult, bevor sie sich dann mit angstauslösenden Situationen konfrontiert und durch Reaktionsverhinderung lernt, Spannungen auszuhalten und Zwangsverhalten abzubauen. Auch wird es in diesem Zusammenhang notwendig sein, die Frustrationstoleranz der Patientin zu erhöhen, damit es ihr in Stresssituationen gelingen kann, Zwangshandlungen zur Spannungsabfuhr zu unterlassen. Mittels eines Entspannungsverfahrens soll sie einen alternativen Weg zur Anspannungsreduktion erlernen und in die Lage versetzt werden, selbstständig und positiv auf ihren Nachtschlaf einzuwirken. Um alternative und leistungsunabhängige Verstärkerquellen zu erschließen, soll die Patientin zur Integration positiver Aktivitäten in ihren Alltag motiviert werden und dazu, ihre sozialen Kontakte wieder verstärkt zu pflegen.

Die Patientin ist bei hohem Leidensdruck zu einer Verlängerung der Therapie motiviert und beginnt, sich zunehmend in der eigenen Selbstwirksamkeit wahrzunehmen. Sie verfügt über zahlreiche Ressourcen, und es gelingt ihr, die neu erlernten Verhaltensweisen in ihren Alltag zu integrieren. Vor diesem Hintergrund, aber auch aufgrund bisher erzielter Erfolge kann die Prognose als ausreichend günstig bewertet werden.

8. Es sind weitere 20 Sitzungen Einzeltherapie VT zu je 50 Minuten mit i. d. R. wöchentlichen Sitzungen geplant. Folgende verhaltenstherapeutische Methoden sind dabei bereits eingesetzt worden oder sollen noch zum Einsatz kommen:

* Aufbau einer tragfähigen, vertrauensvollen und kooperativen therapeutischen Arbeitsbeziehung, Ressourcenverstärkung und Erstellen eines individuellen Störungsmodells, Bibliotherapie (z. B. Hoffmann: Wenn Zwänge das Leben einengen).

* PMR nach Jacobson: Die Patientin soll lernen, aktiv Entspannung herzustellen, mit dem Ziel der Verminderung der Anspannungen, der Stressprophylaxe sowie der Verbesserung des Nachtschlafes.

* Hinsichtlich der Zwänge und den damit verbundenen Ängsten: Konfrontationstherapie (Exposition in sensu und in vivo). Reizkonfrontation und Reaktionsmanagement bei einer Hierarchie des symptomatischen Verhaltens.

- Selbstmanagementmethoden. Die Patientin wird lernen, sich selbst zu beobachten, und lernen, ihr Verhalten mittels Selbstinstruktionen zu verändern.
- Verbesserung der sozialen Fertigkeiten, insbesondere der Selbstsicherheit, Durchsetzungs- und Abgrenzungsfähigkeit sowie Konfliktfähigkeit durch Elemente des Selbstsicherheitstrainings ATP (nach Ullrich und de Muynck): Rollenspiele, kognitive Proben. Eigene selbstbezogene Bedürfnisse wahrnehmen und durchsetzen, persönliche Grenzen vertreten (besonders im Kontakt zum Vater).
- Kognitive Umstrukturierung (nach Beck und Ellis) mit Hilfe des ABC-Schemas: Dysfunktionale Grundannahmen sollen identifiziert, im sokratischen Dialog hinterfragt und modifiziert werden. Überhöhte Leistungs- und Anpassungsstandards sollen abgebaut werden. Negative Erwartungen bezüglich des Selbst, der Umwelt und der Zukunft sollen reduziert werden. Aufbau eines positiven Selbstbildes.
- Problemlösetraining (nach Zurilla & Goldfried): Erlernen von allgemeinen Problembewältigungsstrategien zum verbesserten Umgang mit Anforderungs-, Stress- und Problemsituationen.
- Anleitung zum Aufbau angenehmer, positiv verstärkender Aktivitäten im Alltag zur Erschließung alternativer und leistungsunabhängiger Verstärkerquellen.

5.9 Fallbeispiel: Persönlichkeitsstörung

Bericht zum Umwandlungsantrag

F60.31 emotional instabile Persönlichkeitsstörung: Borderline Typ G
Verdacht auf F50.3 Atypische Bulimia nervosa V

Rahmendaten:
Alter: 39 Jahre
Geschlecht: weiblich
Beruf: gelernte Tischlerin und heute Modellbaulackiererin
Familienstand: ledig, eine Tochter

9.[21] Während der bisherigen psychotherapeutischen Behandlung, für die bei gleicher Diagnose eine Kurzzeittherapie beantragt wurde, erschien die Patientin regelmäßig und pünktlich zu den vereinbarten Terminen und arbeitete motiviert und entsprechend den therapeutischen Anleitungen mit.

Anfänglich zeigte die Patientin große Ängste, sich auf das therapeutische Beziehungsangebot einzulassen, doch fasste sie im Behandlungsverlauf zunehmend Vertrauen und kann sich mittlerweile im Kontakt gut öffnen. Von der Erarbeitung eines Störungsmodells unter Einbeziehung ihrer Lerngeschichte sowie der Entstehungsfaktoren und aufrechterhaltenden Bedingungen konnte sie profitieren, was sich beispielsweise in ihrer empfundenen Entlastung manifestiert. Es gelingt ihr zunehmend, in Spannungssituationen alternative und funktionale Bewältigungsstrategien einzusetzen, die sie im Rahmen der Therapie erproben konnte. So haben die Ess- und Brechattacken trotz Gewichtszunahme und Reduktion von Sport deutlich abgenommen, und das selbstverletzende Verhalten (Ritzen) ist als rückläufig zu betrachten. Zudem ist es der Patientin vor dem Hintergrund ihrer neu erlernten sozialen Kompetenzen nun möglich, ihre eigenen Gefühle und Bedürfnisse zu benennen und adäquat zum Ausdruck zu bringen. Sie zeigt gute Fortschritte im Bereich der Konfliktbewältigung (z. B. im Arbeitsumfeld) und konnte ihre Fähigkeit, sich in das Gegenüber hineinzuversetzen, erhöhen. Auch die Beziehungsgestaltung zu ihrer pubertierenden Tochter konnte somit entlastet werden, und die Patientin fühlt sich im Kontakt zu ihr sicherer und handlungsfähiger. Die Patientin lieh sich immer wieder Selbsthilfebücher bei mir aus und zeigte großes Interesse daran, neue Bewältigungsmöglichkeiten zu erproben. Allerdings fällt sie in Belastungssituationen häufig in alte Verhaltensmuster zurück, reagiert mit starker innerer Anspannung, Stimmungsschwankungen und dysfunktionalen Verhaltensweisen.

Eine Fortführung, Vertiefung und Verstärkung der bisherigen Veränderungsprozesse soll im nächsten Therapieabschnitt angestrebt werden. Dabei sollen die bisher angewandten Methoden weiterhin zum Einsatz kommen. Die vorliegende Symptomatik ist weiterhin als krankheitswertig einzuschätzen, weshalb nun die Umwandlung der verhaltenstherapeutischen KZT in eine Langzeittherapie beantragt und für dringend notwendig befunden wird.

1. Die Patientin kommt aus eigener Initiative und auf Anraten ihres Hausarztes in meine psychotherapeutische Behandlung. Sie klagt über Niedergeschlagenheit,

---

21 Zur Erläuterung der Ziffern s. S. 26.

innere Leere, innere Unruhe und teilweise starke Wut. Sie fühle sich durch ihre ausgeprägten Stimmungsschwankungen, ihre Grübelneigung und ihre Tendenz zum „Schwarz-Weiß-Denken" sowie zur ständigen Selbstkritik belastet. Schon seit vielen Jahren leide sie an einer Essstörung, die früher vor allem durch ein sehr restriktives Essverhalten gekennzeichnet gewesen sei. In den letzten Jahren käme es dagegen zunehmend zu Ess- und Brechanfällen. Des Weiteren verspüre sie häufig einen starken inneren Druck, den sie nur über selbstverletzendes Verhalten (Ritzen am Arm, mehrmals die Woche) reduzieren könne. Ihre aktuelle Partnerschaft bzw. die Beziehung zu dem sechsjährigen Sohn ihres Partners erlebe die Patientin aktuell als problematisch. So habe sie „große Berührungsängste" und versuche daher, den Sohn auf Distanz zu halten. Sie sei alleinerziehende Mutter eines 14-jährigen „pubertierenden" Mädchens. Innerhalb der Beziehung zu ihrer Tochter komme es zunehmend zu massiven Auseinandersetzungen, während deren sich die Patientin einerseits völlig hilflos, andererseits unverstanden fühle. Im Rahmen der Therapie wolle sie lernen, angemessen mit Konflikten umzugehen und insgesamt eine „größere Gelassenheit" zu entwickeln.

2. Die Patientin ist mit ihren zwei Schwestern (-3 und +3) bei ihren leiblichen Eltern aufgewachsen. Ihr Vater (+33 Jahre, Berufssoldat) sei sowohl im beruflichen als auch im familiären Bereich ein „echter Soldat" gewesen. Er habe nie Töchter gewollt, was er auch nach außen hin klar vertreten habe. Zudem sei er alkoholabhängig, häufig sehr aggressiv und leicht reizbar gewesen. Ihre Mutter (+25 Jahre, Hilfsarbeiterin) habe die Patientin ebenfalls als sehr streng, doch gegenüber dem Ehemann als wenig durchsetzungsfähig erlebt. Insgesamt sei die Mutter selten zu Hause gewesen und habe ihren Kindern nur wenig Aufmerksamkeit geschenkt. Die Patientin könne sich aber daran erinnern, dass ihre Mutter viel geweint und unter Depressionen gelitten habe, weswegen sie medikamentös behandelt worden sei. Die Beziehung zu ihr beschreibt die Patientin als sehr angespannt, von Gewalt geprägt und wenig liebevoll. Von Seiten der Eltern habe sie insgesamt nur wenig Schutz und Geborgenheit erfahren, was sich beispielsweise in der Reaktion der Eltern auf einen sexuellen Missbrauch durch den Hausmeister (während ihres vierten Lebensjahres) gezeigt habe. Sie selbst könne sich nicht daran erinnern, doch habe ihre Mutter ihr später „so ganz nebenbei und scherzhaft" davon erzählt.

Die Patientin habe bei durchschnittlichen Leistungen eine Realschule besucht. Aufgrund des Berufs ihres Vaters bei der Bundeswehr habe die Familie häufig (alle zwei bis drei Jahre) umziehen müssen, was zahlreiche Schulwechsel nach sich gezogen habe. Auch sei es der Patientin unter diesen Umständen nicht gelungen, sich einen festen Freundeskreis aufzubauen, und sie habe sich meist isoliert gefühlt. In der Pubertät habe sie schließlich immer mehr Sport betrieben und ihr Essen reduziert. Sie habe sich trotz ihres Untergewichts jedoch „immer zu dick und unattraktiv" gefühlt. Zudem habe sie unter Gefühlen der inneren Leere, starken Stimmungsschwankungen und einem geringen Selbstwertgefühl sowie innerer Unruhe gelitten, welche sie über „das Ritzen" an ihren Unterarmen zu regulieren versucht habe. Nach dem Erlangen ihrer mittleren Reife habe sie eine Ausbildung als Tischlerin absolviert und in verschiedenen Bereichen gearbeitet. Aufgrund von gesundheitlichen Problemen habe sie sich zur Köchin umschulen lassen und sei in diesem Beruf bis zur Geburt ihrer Tochter beschäftigt gewesen. Inzwischen arbeitet sie als Modellbaulackiererin in der Position einer Teamleiterin.

Vor der Geburt ihrer Tochter habe sie häufig wechselnde Partnerschaften gehabt. Ihr damaliger Partner habe unter psychischen Problemen gelitten und sei für lange Zeit in einer psychiatrischen Klinik behandelt worden. Dieser bezahle bis heute keinen Unterhalt und lehne den Kontakt zu seiner Tochter und der Patientin vehement ab. Mit ihrem jetzigen Partner, der einen sechsjährigen Sohn habe, sei sie seit einem Jahr zusammen. Das Paar lebe in getrennten Wohnungen. Für die Patientin sei vor allem die körperliche Nähe zu dem sechsjährigen Jungen schwer zu ertragen, und auch zu ihrem Partner brauche sie „die notwendige Distanz". Es habe insgesamt lange gedauert, bis sie zu ihrem Partner ein vertrauensvolles Verhältnis aufgebaut habe. Probleme im gemeinsamen Sexualleben gebe es dagegen nicht. Zu ihrer inzwischen 14-jährigen Tochter habe sie insgesamt ein freundschaftliches Verhältnis. Allerdings befinde sich diese in der Pubertät, sodass sich die Patientin häufig überfordert und unverstanden fühle.

Gesundheitliche Entwicklung/bisherige Psychotherapien:
Im Jahr 2000 erste stationäre Behandlung (Anorexia nervosa). Seitdem hätten sich ihr Essverhalten und ihr Gewicht stabilisiert, allerdings neige sie in Belastungsphasen zu Ess- und Brechanfällen. Keine ambulanten Psychotherapien oder relevante körperliche Erkrankungen. Keine Medikation.

3. Es erscheint eine zierliche Frau mit hellblonden Haaren. Im Kontakt wirkt die Patienten anfänglich noch kontrolliert und distanziert. Im weiteren Verlauf zeigen sich deutlich die mangelnde Impulskontrolle, das schwache Selbstwertgefühl sowie die unzureichende Fähigkeit zur Emotionsregulation der Patientin. Sie berichtet über starke Stimmungsschwankungen, innere Unruhe sowie Gefühle der inneren Leere, selbstverletzendes Verhalten. Seit Jahren besteht eine Essstörung. In der

Vergangenheit bestand eine Anorexie, gegenwärtig weist die Patientin bulimische Symptome auf (aktueller BMI: 23). Der Leidensdruck der Patientin wird deutlich erkennbar, und sie verfügt über eine ausreichende Introspektionsfähigkeit, bei durchschnittlich einzuschätzender Intelligenz. Keine mnestischen Einschränkungen, Bewusstseinsstörungen, Zwangsphänomene oder Wahnsymptome. Der Antrieb sowie die Konzentration zeigen sich als unbeeinträchtigt. Kein Drogen-, Medikamenten- oder Alkoholabusus. Die Patientin ist glaubhaft distanziert von akuter Suizidalität.

4. Keine die Psychotherapie einschränkenden Befunde.

5. Das Erleben der Patientin ist dominiert von Stimmungsschwankungen, innerer Leere, starken Spannungsgefühlen, Selbstzweifeln und geringem Selbstwirksamkeitserleben. Sie verfügt über mangelnde Bewältigungsmöglichkeiten und reagiert in Belastungssituationen mit selbstschädigenden (Essstörung/Erbrechen) und selbstverletzenden Verhaltensweisen (Ritzen). Im zwischenmenschlichen Bereich dominieren Schwierigkeiten in der Regulation von Nähe und Distanz, und die Patientin verfügt nur begrenzt über die Fähigkeit zur Impulskontrolle und Emotionsregulation.

Sie wuchs in einem wenig wertschätzenden, instabilen und aggressiven Familienklima auf, in welchem sie nur unzureichend Zuwendung, Halt und Sicherheit erfuhr. Sie konnte weder von der depressiv-überforderten Mutter noch von dem aggressiven Vater lernen, wie Gefühle angemessen kommuniziert, Konflikte ausgetragen und Spannungen reguliert werden können. Durch die Depression der Mutter erlebte die Patientin wenig positive Interaktion (z. B. Verstärkung und Anerkennung) sowie einen häufig negativen Gefühlsausdruck. Die Unkalkulierbarkeit und Unkontrollierbarkeit des elterlichen Verhaltens führte bei der Patientin dazu, dass sie massive Hilflosigkeitsgefühle entwickelte und sich aversiven Ereignissen ohnmächtig ausgeliefert fühlte. Der sexuelle Missbrauch durch den Hausmeister verstärkte ihre Gefühle von Minderwertigkeit und Ohnmacht. In Anbetracht fehlender elterlicher Hilfestellung blieb sie mit ihren belastenden Emotionen auf sich alleine gestellt und entwickelte zunehmend destruktive Verhaltensweisen. Gefühle der Scham, Schuld und eine massive innere Anspannung manifestierten sich in selbstschädigendem Verhalten, welches somit als ein Versuch gewertet werden kann, ein Mindestmaß an Kontrollempfinden herzustellen sowie das Anspannungsniveau zu senken. Zum anderen scheint die Anorexie in engem Zusammenhang mit der eigenen Autonomieentwicklung zu stehen und der Patientin die Möglichkeit geboten zu haben, sich zumindest in einem Teilbereich als selbstbestimmt wahrzunehmen. Das unangemessene emotionale Ausdrucks- und Reaktionsvermögen der Eltern, das sich in destruktiven Konflikten manifestierte, bot der Patientin kein gutes Modell zur Entwicklung angemessener Konfliktlöse- bzw. sozialer Kompetenzen. Konflikte bzw. problematische Situationen zu erleben, geht für sie daher bis heute mit massiven Hilflosigkeitsgefühlen und starkem Anspannungserleben einher und verstärkt ihre dysfunktionalen Verhaltensweisen. Ihre Anspannung versucht sie mit Ess- und Brechanfällen sowie mit selbstverletzendem Verhalten (Schneiden) zu reduzieren. Dies führt kurzfristig zu einer Entlastung, verhindert aber den Aufbau von funktionalen Bewältigungsstrategien. Durch die enge Beziehung zu ihrem Lebensgefährten und dessen Sohn wird ihr Nähe-Distanz-Konflikt aktiviert. Da es der Patientin insgesamt vor dem Hintergrund ihrer Lerngeschichte schwerfällt, vertrauensvolle Beziehungen aufzubauen und sich adäquat abzugrenzen, werden durch das kindliche Einfordern von Nähe (Sohn des Partners) ihre eigenen Grenzen überschritten, was mit Anspannungsgefühlen und Überforderung einhergeht. Im Kontakt zur eigenen Tochter brechen zunehmend Konflikte auf, da die teilweise pubertären Verhaltensweisen der Tochter die Konfliktlösekompetenzen der Patientin übersteigen und ihr Anspannungsniveau weiter erhöhen.

Exemplarische funktionale Bedingungsanalyse:

S:	Überforderungsgefühle im Umgang mit ihrer Tochter, Berührungsängste mit dem Sohn ihres Partners, hohe Arbeitsbelastung.
O:	Geringe Selbstwirksamkeitsüberzeugungen, mangelnde aktive Bewältigungsstrategien, defizitäres Selbstbild.
Rbehav:	Selbstverletzendes Verhalten (z. B. Ritzen am Fuß), Rückzug, Vermeidung von Konflikten.
Remot:	Stimmungsschwankungen, Gefühl der inneren Leere, Niedergeschlagenheit. Überforderungs- und Hilflosigkeitsgefühle.
Rkog:	Dysfunktionale und selbstabwertende Kognitionen, z. B. „Ich halte das nicht mehr aus." „Ich bin sogar mit einem kleinen Jungen überfordert."
Rphys:	Innere Unruhe, Anspannung.
Ckf:	Kurzfristiger Abbau von Spannungsgefühlen und innerem Druck.
Clf:	Konstruktive Bewältigungsstrategien bleiben unerprobt. Dysfunktionale Verhaltensweisen werden aufrechterhalten. Ihr Selbstwirksamkeitserleben sinkt, und ihre Niedergeschlagenheit, innere Leere und Anspannung bleiben bestehen bzw. verstärken sich.

6. F60.31 Emotional instabile Persönlichkeitsstörung, Borderline Typ G bei Verdacht auf F50.3 Atypische Bulimia nervosa V

7. Ziele für den nunmehr beantragten Abschnitt der Therapie sind insgesamt eine Verminderung der selbstschädigenden und -verletzenden Verhaltensweisen sowie der Abbau des ausgeprägten inneren Spannungsgefühls und der Stimmungsschwankungen.

Durch die Vermittlung eines Störungskonzepts soll die Patientin ein Verständnis für die Funktionalität ihrer Symptomatik entwickeln und mit Hilfe von Verhaltens- und Bedingungsanalysen Zusammenhänge zwischen auslösenden und aufrechterhaltenden Faktoren erkennen. Dabei wird ihr der Kreislauf von negativen Kognitionen, Gefühlen, Anspannung und Rückzug deutlich gemacht werden, damit sie lernt, funktionale alternative Verhaltensweisen einzusetzen. Die Patientin soll lernen, einen differenzierteren Zugang zu ihren eigenen Gefühlen zu finden und diese auszudrücken. Ihre sozialen Kompetenzen sind dahin gehend zu fördern, dass sie lernt, ihre Gefühle wahrzunehmen und im Kontakt mit anderen, insbesondere mit ihrem Partner, möglichst frühzeitig adäquat zu äußern. Hierdurch sollen ihre Konfliktfähigkeit geschult und ihre Hilflosigkeitsgefühle im sozialen Kontext abgebaut werden. Für den Abbau von selbstverletzendem Verhalten sollen mit der Patientin systematisch Verhaltensanalysen erarbeitet und alternative Problemlösestrategien und vorbeugende Maßnahmen entwickelt werden. Ähnliches Vorgehen gilt für ihre bulimischen Anfälle. In diesem Zusammenhang sollen dysfunktionale Kognitionen aufgedeckt und durch hilfreiche sowie selbstwertdienliche Kognitionen ersetzt werden. Zudem werden Achtsamkeitsübungen zur Verbesserung der Aufmerksamkeits- und Konzentrationsfähigkeit sowie zur Differenzierung der eigenen Selbstwahrnehmung eingesetzt. Ziel ist es, bewusst Kontrolle über die eigenen Gedanken, Gefühle, Handlungen und körperlichen Vorgänge und damit über die Situation zu gewinnen. Hierdurch sollen das innere Anspannungsgefühl und das Hilflosigkeitserleben weiter reduziert werden. Durch den Aufbau positiver Aktivitäten und die Förderung eigener Verstärkungsmöglichkeiten soll die Patientin zu einer befriedigenden Freizeitgestaltung und einem verbesserten Selbstwirksamkeiterleben hingeführt werden. Neben dem Fokus auf das Problemverhalten soll auch immer eine ressourcenorientierte Herangehensweise verfolgt werden. So soll die Patientin zum Beispiel zu einer Selbstverstärkung der guten Beziehung zu ihrer Tochter- – trotz der schwierigen Bedingungen – angehalten werden.

Es konnte recht schnell ein tragfähiges und vertrauensvolles therapeutisches Bündnis mit klarer Zielsetzung hergestellt werden. Die Patientin kommt gerne und regelmäßig zu den Sitzungen. Angebote nimmt sie bereitwillig an, und sie arbeitet motiviert mit. Prognostisch günstig wirken sich ihr hoher Leidensdruck und ihre Veränderungsmotivation aus. Die Patientin erkennt, dass sie zu Veränderungen in der Lage ist, und erlebt sich somit zunehmend in der eigenen Selbstwirksamkeit. Insgesamt ist vor diesem Hintergrund weiterhin von einer hinreichend positiven Prognose auszugehen.

8. Es sind weiter 20 Sitzungen Einzeltherapie VT zu je 50 Minuten mit i. d. R. wöchentlichen Sitzungen geplant. Folgende verhaltenstherapeutische Methoden sollen weiterhin zum Einsatz kommen:

- Aufbau und Aufrechterhaltung eines tragfähigen, vertrauensvollen Therapiebündnisses und Erarbeitung einer differenzierten Krankheitseinsicht unter Einbeziehung der lerngeschichtlichen Entwicklung.
- Planung und Durchführung angenehmer Aktivitäten zur Vermittlung von Erfolgs- und Zufriedenheitserlebnissen. Es gilt, die Selbstverstärkungsfähigkeiten der Patientin zu fördern, um eine verbesserte Alltagsbewältigung möglich zu machen.
- Erlernen von Achtsamkeitsübungen (nach Linehan): Die Patientin soll Bewusstheit im Alltag erreichen und zum Abbau der inneren Anspannung mehr Steuerungsmöglichkeiten über sich selbst bekommen. Verhaltensanalysen sollen gezielt zum Abbau von selbstverletzendem und selbstschädigendem Verhalten eingesetzt werden.
- Kognitive Umstrukturierung nach Beck: Dysfunktionale Gedanken sollen identifiziert und modifiziert werden. Dabei sollen u. a. Spaltentechnik und Disputation zum Einsatz kommen. Es soll ein funktionales Selbstbild aufgebaut werden und positive Selbstverbalisationen sollen entwickelt werden.
- Erhöhung der sozialen Kompetenz und Verbesserung der Kommunikation wie das Äußern und Durchsetzen selbstbezogener Bedürfnisse im Zusammenhang mit ihrem Partner, dessen Sohn und ihrer eigenen Tochter sowie bei der Arbeit. Hierbei sollen Elemente des sozialen Kompetenztrainings nach Hinsch und Pfingsten und Elemente des Selbstsicherheitstrainings zum Einsatz kommen. Es sollen die Methoden des Modelllernens und Rollenspiels eingesetzt werden, mit anschließendem Transfer in die Realität.
- Erlernen von Stabilisierungstechniken im Hinblick auf belastende Erinnerungen (nach L. Reddemann).

6. Stellungnahmen und Ablehnungen der Gutachter

6.1 Formen der Stellungnahmen

Der Gutachter hat, wie in Kapitel 2 beschrieben, die Zweckmäßigkeit, Notwendigkeit und Wirtschaftlichkeit einer Psychotherapie zu prüfen. Er prüft, ob eine Störung beschrieben ist, die im Indikationsbereich der Psychotherapierichtlinien liegt, und ob sich mit dem gewählten Verfahren ein ausreichender Behandlungserfolg erwarten lässt. Ebenso prüft er, ob die Zielsetzung der Therapie die Grenzen der kassenärztlichen bzw. kassenpsychotherapeutischen Versorgung innerhalb der gesetzlichen Krankenkassen nicht überschreitet und der Patient die Voraussetzungen für einen positiven Behandlungserfolg erfüllt.

Kann er dies im Antrag z. B. aufgrund von fehlenden Angaben oder Mängeln im Bericht nicht erkennen, hat er folgende Möglichkeiten, darauf zu reagieren:
1. Er bittet in seiner Stellungnahme um ergänzende Informationen.
2. Er kürzt die Stunden (z. B. im Sinne einer Probetherapie aufgrund prognostischer Bedenken) und weist darauf hin, die offenen Fragen in einem Folgeantrag zu klären.
3. Er befürwortet den Antrag (Ermessensspielraum), äußert aber seine Bedenken.
4. Er spricht seine Nichtbefürwortung aus, d. h., der Antrag wird von der Krankenversicherung nicht bewilligt.

6.2 Nachreichen ergänzender Informationen

Wenn der Gutachter Informationen oder Nachbesserungen anfordert, bedeutet dies, dass er grundsätzlich bereit ist, den Antrag zu befürworten.

Tipp: Setzen Sie sich intensiv mit der Stellungnahme des Gutachters auseinander, und überlegen Sie, wie Sie argumentieren können. Versuchen Sie dabei, jeden einzelnen Kritikpunkt des Gutachters zu berücksichtigen, und gehen Sie auf alle seine Fragen und Bedenken ein.

6.3 Stundenkürzung

Hier haben Sie zwei Möglichkeiten. Wenn der Gutachter die Stunden nicht im vollen Umfang bewilligt (beispielsweise nur 25 Stunden statt eine LZT im Umfang von 45 Stunden), können Sie nach Ablauf der Stunden einen weiteren Antrag stellen. Führen Sie bis dahin neu gewonnene Aspekte mit auf, die Ihnen bei der Argumentation im Hinblick auf die Kritikpunkte in der Stellungnahme des Gutachters hilfreich erscheinen.

Oft weisen die Gutachter in ihrer Stellungnahme aber darauf hin, dass im Falle eines Folgeantrags auf die Punkte in der Stellungnahme eingegangen werden soll, oder darauf, dass die Fragen bei einer eventuellen Verlängerung zu klären sind (damit nehmen Sie Ihnen allerdings die Möglichkeit zur direkten Nachbesserung).

Eine andere Möglichkeit ist es, auf die Stundenkürzung mit einem Ergänzungs-/Nachbesserungsschreiben zu reagieren. Dies hat schon zur nachträglichen Bewilligung geführt. Wenn der Gutachter allerdings eindeutig darauf hinweist, die offenen Fragen im Falle eines Folgeantrags über die genehmigten Stunden hinaus zu klären, macht es wenig Sinn, diese Anmerkung zu übergehen. Sie sollten im Folgeantrag (Fortführung nach Ablauf der Stunden) unbedingt auf die Kritikpunkte des Gutachters eingehen.

Einen Widerspruch an den Obergutachter bzw. die Einleitung des Obergutachterverfahrens ist bei einer Stundenkürzung nicht möglich, da es sich hierbei nicht um eine Ablehnung handelt (vgl. auch Rüger et al., 2008, S. 67).

Da das Obergutachterverfahren die ggf. letzte Station vor dem Sozialgerichtsverfahren darstellt, ist es ratsam, den Obergutachter erst möglichst spät und als letzte Instanz einzuschalten.

6.4 Befürwortung trotz Bedenken

Wenn der Gutachter das volle Stundenkontingent befürwortet, gleichzeitig jedoch darauf hinweist, dass er an der Prognose oder der Indikation zweifelt, ist dies im Falle einer Fortführung problematisch. Es ist daher ratsam, sich im Folgeantrag sehr kritisch und realistisch auf die Stellungnahme des Gutachters zu beziehen und diese in Ihrem Folgebericht nicht zu ignorieren. Handelt es sich tatsächlich um einen schwierigen Fall und Sie können die Gründe nachvollziehen, setzen Sie dem in Ihrer Argumentation in Bezug auf den bisherigen Verlauf dennoch etwas entgegen.

Nachfolgend werden einige Beispiele für gutachterliche Stellungnahmen aufgeführt, bei denen die Therapie trotz Bedenken noch befürwortet worden ist.

Beispiel:
Es wurde ein Umwandlungsantrag für eine etwa 40-jährige Patientin mit einer rezidivierenden depressiven Störung vor dem Hintergrund einer F60.31 emotional instabilen Persönlichkeitsstörung, Borderline-Typ gestellt. In der Vergangenheit gab es schon mehrere stationäre psychotherapeutische Behandlungen nach Suizidversuchen. Die bisherige Kurzzeittherapie fand niederfrequent statt.

Stellungnahme des Gutachters:
„Es wird die Umwandlung einer KZT beantragt, deren Beginn bereits zwei Jahre zurückliegt. Aufgrund der mir vorliegenden Informationen kann die medizinische Indikation für die Umwandlung in eine LZT nur mit Bedenken bestätigt werden. Es handelt sich um einen chronischen Störungsverlauf, sodass mir die Therapieziele nicht realistisch erscheinen, um innerhalb der doch begrenzten Behandlungszeit noch ausreichende Erfolge zu erzielen. Die Ziele müssten meiner Meinung nach noch mehr begrenzt werden. Die Prognose erscheint mir auch ungünstiger als im Bericht eingeschätzt. An dieser Stelle sei angemerkt, dass eine ambulante lebensbegleitende und supportive Langzeitbetreuung im Rahmen der Richtlinienpsychotherapie nicht vorgesehen ist und eine nochmalige Verlängerung nicht weiter befürwortet werden kann. Ich empfehle mit Bedenken die Kostenübernahme, mit dem Hinweis, die Therapie dann auch zum Abschluss zu bringen.“

Dieses Beispiel zeigt, wie wichtig es ist, die Ziele zu begrenzen und die Prognose im Bericht realistisch darzustellen. In einer weiteren Stellungnahme heißt es zur Prognose:

„Es wird eine krankheitswertige Störung beschrieben [...], die Kriterien der Zweckmäßigkeit und Wirtschaftlichkeit sind erfüllt [...]. Die Prognose wird als ausreichend günstig eingeschätzt. Wenn Sie Ihre Einschätzung davon abhängig machen, ob der Patient motiviert und kooperationsbereit ist, bedenken Sie bitte, dass dies immer nur eine notwendige, aber keine für den Behandlungserfolg ausreichende Bedingung ist.“

Beispiel:

Bei einer 40-jährigen Patientin wurde eine mittelgradige depressive Episode diagnostiziert. Es wurde im Bericht jedoch nicht auf das im Konsiliarbericht erwähnte Übergewicht eingegangen. Auch schien die Krankheitsanamnese lückenhaft, wie sich bei der folgenden Stellungnahme des Gutachters herausstellte:

„Es wird nun die Umwandlung einer KZT in eine LZT beantragt, diese Indikation kann ich grundsätzlich bestätigen. Allerdings ist die Gewichtsproblematik der Patientin, wie auch im Konsiliarbericht aufgeführt, nicht berücksichtigt worden. Von der Krankenkasse habe ich zudem einen Computerausdruck über die vorangegangen Erkrankungen der Patientin, hier ein Schlafapnoe-Syndrom, erhalten. Hier besteht vermutlich ein Zusammenhang zwischen Schlafstörung und Gewichtsproblematik, was bedeuten würde, dass das Gewicht der Patientin thematisiert und ggf. in den Behandlungsplan mit aufgenommen werden muss, auch wenn die Patientin diesbezüglich keinen Leidensdruck äußert. Vor diesem Hintergrund gilt es zudem, zu klären, ob die Patientin sich aufgrund des Übergewichts depressiv fühlt oder umgekehrt, sprich, ob sie zu viel isst, weil sie depressiv ist."

Dies zeigt, wie wichtig es ist, den Patienten über Vorerkrankungen bzw. Vortherapien zu befragen und diese im Bericht mit aufzuführen (vgl. auch Kapitel 3).

6.5 Nichtbefürwortung

Lehnt der Gutachter den Antrag ab (Nichtbefürwortung), können Sie einen Widerspruch einlegen. Bei einer Nichtbefürwortung haben Sie die Möglichkeit, sich mit Ihrem Widerspruch direkt an den nicht befürwortenden Gutachter zu wenden oder den Weg über den Obergutachter zu gehen.

Tipp: Wenn der Gutachter in seiner Stellungnahme nicht eindeutig auf den Obergutachter im Falle eines Widerspruches verweist, ist es ratsam, sich zunächst mit dem Widerspruch an den nichtbefürwortenden Gutachter zu wenden. Dies hat zum einen den Vorteil, dass der Gutachter seine Stellungnahme mit Ihren Ergänzungen noch einmal überdenken kann, Sie den Schritt an den Obergutachter gespart haben (was zudem einen wichtigen zeitlichen Aspekt darstellt) und bei einer erneuten Ablehnung immer noch den Obergutachter einschalten können. Zum anderen hat es den Vorteil, dass es in den meisten Fällen dann zu einer Befürwortung (auch wenn eventuell mit nur reduzierter Stundenzahl) kommt. In diesem Fall können Sie den Gutachter direkt anschreiben; seine Anschrift entnehmen Sie der Stellungnahme.

Es kam aber auch schon vor, dass Gutachter in ihrer Stellungnahme oder aber als Antwort auf Ihr Widerspruchsschreiben darum baten, dies über die Kasse und nicht direkt über die Gutachter abzuwickeln, damit diese erneut honoriert werden.

Wenn der Gutachter jedoch auf den Obergutachter verweist, haben Sie die Möglichkeit, einen Widerspruch einzulegen, d. h., Ihren Antrag erneut dem Obergutachter gegenüber zu begründen. Auch hier sollten Sie jeden einzelnen Ablehnungsgrund bzw. Kritikpunkt des Gutachters berücksichtigen und in Ihrem Schreiben Schritt für Schritt abarbeiten.

Beispiel für eine Stellungnahme bei Nichtbefürwortung:

„Inhaltlich nicht überzeugender Antrag auf Kostenübernahme für eine LZT. Es liegt aus meiner Sicht keine Indikation zur Durchführung einer Verhaltenstherapie im Rahmen der Richtlinien-VT zulasten der Krankenversicherung vor. Die Patientin hat sich in eine Lebenssituation begeben, in der sie bei der beschriebenen Ehekonstellation jetzt einen doppelten Beziehungskonflikt hat. Die auftretenden Reaktionen sind in diesem Zusammenhang eher normal als krankhaft einzustufen. Eine psychologische Beratung ist angesichts der Situation der Patientin sicherlich sinnvoll, kann aber nicht zulasten des Versicherungsträgers gehen. Bei Nichtübereinstimmung besteht die Möglichkeit der Beantragung eines Obergutachterverfahrens."

Es braucht keine große Erklärung, um was für einen Fall es sich handelt, um die Stellungnahme zu verstehen. Im Bericht wurde die Situation einer verheirateten Patientin mit einer Anpassungsstörung beschrieben, die aufgrund einer außerehelichen Affäre und des damit verbundenen Ambivalenzkonflikts dekompensierte. Sie konnte die Affäre nicht beenden, aber auch ihre partnerschaftliche Situation mit dem Ehemann nicht klären. Bei dieser Stellungnahme bekommt man bereits eine Vorstellung davon, wie der Bericht formuliert wurde. Wenn der Fokus tatsächlich auf die Beziehungsproblematik hin beschrieben wurde, sind die Stellungnahme und die Nichtbefürwortung des Gutachters nachvollziehbar.

6.6 Nichtbefürwortung aufgrund fehlenden Qualifikationsnachweises

Bei einem Antrag im Rahmen des Kostenerstattungsverfahrens sprach ein Gutachter neben fehlenden inhaltlichen Punkten seine Bedenken über den fehlenden Arztregistereintrag des approbierten Psychologischen Psychotherapeuten aus. In diesem Zusammenhang zweifelte er indirekt den Behandlungserfolg der Therapie an.

Auf das Schreiben des Therapeuten zu seiner Stellungnahme und der Anmerkung, dass der fehlende Eintrag ins Arztregister für ihn nicht zu bewerten sei und der Behandlungserfolg hiervon seines Erachtens nach nicht abhängig sei, bekam er folgende Antwort:

„Für mich als Gutachter ist ein Eintrag ins Arztregister eine conditio sine qua non. Ob sich die Krankenkasse darüber im Rahmen des Kostenerstattungsverfahrens und in deren Ermessungsspielraum (Ausnahmeregelung) hinwegsetzen wird, muss die Kasse entscheiden."

Dr. Andreas Dahm von der KBV meint auf die Frage, ob dies rechtens sei und der Gutachter die Qualifikation des Therapeuten anzweifeln darf (dies also in seinem Kompetenzbereich fällt), dass „die Möglichkeiten der Kostenerstattung gemäß § 13 Abs. 3 SGB V Einzelfallentscheidungen der Krankenkasse" sind und „kein generelles Verfahren, wie oft fälschlicherweise behauptet wird" (A. Dahm, persönl. Mitteilung, 2010).

„Deshalb weichen die Krankenkassen auch häufig in diesen Fällen von den geltenden Regularien ab. Diese sehen u.a. vor, dass ambulante Richtlinienpsychotherapie nur von Seiten der Zulassungsausschüsse zugelassenen Therapeuten bzw. Einrichtungen erbracht wird. Hierfür ist der Fachkundenachweis bzw. die Zulassung erforderlich. Unter dieser Voraussetzung ist es nicht erforderlich bzw. Aufgabe eines Psychotherapie-Gutachters, die Qualifikation des Leistungserbringers zu hinterfragen bzw. zu überprüfen, da dies ja durch die KV erfolgt ist. Wie schon gesagt, liegen diese Zulassungen jedoch bei der Kostenerstattung gemäß § 13 Abs. 3 SGB V nicht vor, sodass der Gutachter die Qualifikation zur Erbringung von Richtlinientherapie im Zweifelsfall erfragen kann.

Im Übrigen kann die Krankenkasse mit entsprechenden Überprüfungen bei der Kostenerstattung gemäß § 13 Abs. 3 SGB V auch den Medizinischen

Dienst der Krankenkassen (MDK) beauftragen, da sie bei der Beauftragung von Gutachtern hierbei nicht an die Vorgaben der Psychotherapierichtlinien und damit an die gemäß § 12 der Psychotherapievereinbarungen benannten Gutachter gebunden ist. Vielmehr ist ein Psychotherapie-Gutachter nur zur Begutachtung der Therapien verpflichtet, die im Rahmen der Psychotherapie-richtlinien und nach deren Vorgaben erfolgen. Sofern er dennoch bereit ist, ggf. Fälle in Kostenerstattung gemäß § 13 Abs. 3 SGB V zu beurteilen, muss er im Zweifelsfall auch die Qualifikation des Therapeuten nachfragen dürfen, da diese ja weder von der Kassenärztlichen Vereinigung noch von der Krankenkasse im Hinblick auf die Erbringung von Richtlinientherapie geprüft worden ist." (A. Dahm, persönl. Mitteilung, 2010)

Zusammenfassend führe ich auf, was Sie noch beachten müssen, um eine nur teilweise Befürwortung bzw. Nichtbefürwortung zu vermeiden (s. auch Kap. 2.3):
- Wurde eine klare Diagnose gestellt, und wurden ggf. differenzialdiagnostische Erläuterungen gemacht? (Stimmt die Diagnose mit dem beschriebenen Störungsbild überein?)
- Prognose: Falls es Therapieabbrüche in der Vergangenheit gab, ist beschrieben, warum die Prognose dennoch ausreichend günstig erscheint?
- Sind die Ziele und der Behandlungsplan realistisch, umsetzbar und konkret beschrieben?
- Sind die Ziele aus der Verhaltensanalyse abgeleitet?
- Ist die Lerngeschichte bzw. Biografie nachvollziehbar dargestellt?
- Wurden wesentliche Angaben (z. B. Abusus in der Vergangenheit, stationäre Aufenthalte) gemacht bzw. beschrieben und nicht verschwiegen?
- Ist die Verhaltensanalyse nachvollziehbar und schlüssig?
- Enthält der Behandlungsplan geeignete verhaltenstherapeutische Maßnahmen und Methoden?

6.7 Widerspruch an den Obergutachter

Abschließend möchte ich darstellen, was Sie formal beim Obergutachterverfahren beachten müssen. In den Richtlinien heißt es dazu: „Der Obergutachter wird von der Kasse beauftragt, die den bisherigen Vorgang, einschließlich Formblatt PTV2 dem Obergutachter zur Verfügung stellt."

Folgende Unterlagen müssen für das Obergutachterverfahren an die Krankenkasse geschickt werden:

- das Formular PTV2 mit den Angaben des Therapeuten
- der nicht befürwortete Antragsbericht
- die ablehnende Stellungnahme des Gutachters
- Ihr Widerspruchsschreiben
- alle weitere Antragskorrespondenz (falls erforderlich)

Meine Empfehlung ist, sich bei einer Ablehnung, Stundenkürzung oder Nachfrage des Gutachters, die Sie nicht nachvollziehen können, mit dem Gutachter kurz (z. B. telefonisch) in Verbindung zu setzen. Davor scheuen sich die meisten Kollegen, auch weil sie bereits die Erfahrung gemacht haben, sich auf dem Prüfstand zu befinden („ich wurde wie ein kleiner Schuljunge behandelt und gescholten"). Vor diesem Hintergrund ist verständlich, dass sich einige Kollegen gar nicht erst der „Gefahr" aussetzen wollen, ihre Kompetenz in Frage stellen zu lassen. Oftmals lassen sich so aber Unklarheiten aus dem Weg räumen, und Sie bekommen im Fall eines Widerspruchs auch einen Eindruck davon, um was für eine Person es sich bei dem Gutachter handelt. Viele Gutachter reagieren durchaus positiv, und einige teilen Ihnen sogar mit, wie Sie auf die Stellungnahme reagieren sollen oder können. Denn: Auch der Gutachter ist ein Kollege und nur ein Mensch.

Schlusswort

Bei all dem Widerstand und Unmut, den die Pflicht, einen Bericht an den Gutachter zu verfassen, bei vielen Kollegen hervorruft, möchte ich abschließend bemerken, dass das Verfassen der Berichte bei der Fallkonzeption sehr hilfreich ist. Wenn Sie wie beschrieben Schritt für Schritt vorgehen und ihren Fall strukturiert erfassen, planen und begründen und dadurch besser „begreifen", bekommen Sie ein besseres Verständnis von der Erkrankung Ihres Patienten. Ihm wird damit eine angemessenere Behandlung zuteil.

Ich hoffe, Ihnen mit diesem Buch Mut gemacht zu haben. Sie sollten erfahren, dass es mit ein wenig Übung und Struktur möglich ist, die Berichte auch mit Freude und ohne große Mühe zu erstellen. Ich hoffe, dass Ihnen das Buch hierfür eine Hilfe war, und wünsche Ihnen viel Erfolg!

Literaturverzeichnis

Bandura, A. (1994). *Lernen am Modell: Ansätze zu einer sozial-kognitiven Lerntheorie.* Stuttgart: Klett-Cotta.

Bartling, G., Echelmeyer, L. & Engberding, M. (1998). *Problemanalyse im therapeutischen Prozeß: Leitfaden für die Praxis* (4. Aufl.). Stuttgart: Kohlhammer.

Beck, A. T. & Hautzinger, M. (1981). *Kognitive Therapie der Depression.* München: Urban und Schwarzenberg.

Deister, F. R. (2004). Information für Privat-Patienten: Was Sie beachten sollten, wenn Sie eine Psychotherapie brauchen. *bvvp Newsletter.* Verfügbar unter: http://www.bvvp.de/info/info3.html [8.3.2011].

Dilling, H., Mombour, W. & Schmidt, M. H. (Hrsg.). (2008). *Internationale Klassifikation psychischer Störungen: ICD-10, Kapitel V (F)* (6., vollst. überarb. Aufl. unter Berücksichtigung der Änderungen entsprechend ICD-10-GM 2004/2008). Bern: Huber.

Fliegel, S., Groeger, W., Künzel, R., Schulte, D. & Sorgatz, H. (1998). *Verhaltenstherapeutische Standardmethoden: Ein Übungsbuch* (4. Aufl.). Weinheim: Psychologie Verlags Union.

Grawe, K. & Caspar, F. (1984). Die Plananalyse als Konzept und Instrument für die Psychotherapieforschung. In U. Baumann (Hrsg.), *Psychotherapie: Makro- und Mikroperspektiven.* Göttingen: Hogrefe.

Grawe, K., Caspar, F. & Ambühl, H. (1990). *Differentielle Psychotherapieforschung: Vier Therapieformen im Vergleich* (Themenheft Zeitschrift für Klinische Psychologie, 19). Göttingen: Hogrefe.

Kanfer, F. & Saslow, G. (1965). Behavioral analysis: An alternative to diagnostic classification. *Archives of General Psychiatry, 12,* 529-538.

Kassenärztliche Bundesvereinigung (Hrsg.). (2006). Überlegungen der Gutachter zur Abfassung des Berichts an den Gutachter bei Anträgen auf Verhaltenstherapie. *Deutsches Ärzteblatt, 103,* 2896-2898. Verfügbar unter: http://www.aerzteblatt.de/v4/archiv/pdf.asp?id=53243 [8.3.2011].

Linden, M. & Hautzinger, M. (Hrsg.). (2008). *Verhaltenstherapiemanual* (6. Aufl.). Heidelberg: Springer.

Margraf, J. & Schneider, S. (Hrsg.). (2009). *Lehrbuch der Verhaltenstherapie, Band 1: Grundlagen, Diagnostik, Verfahren, Rahmenbedingungen* (3. Aufl.). Heidelberg: Springer.

Margraf, J. & Schneider, S. (Hrsg.). (2009). *Lehrbuch der Verhaltenstherapie, Band 2: Störungen im Erwachsenenalter* (3. Aufl.). Heidelberg: Springer.

Müther, M. (2008). *Bericht an den (VT)Gutachter: schneller, leichter, kompetent.* Tübingen: DGVT-Verlag.

Reddemann, L. (2004). *Psychodynamisch-imaginative Traumatherapie: PITT – das Manual.* Stuttgart: Pfeiffer.

Rost, W.-D. (1987). *Psychoanalyse des Alkoholismus: Theorie, Diagnostik, Behandlung.* Stuttgart: Klett-Cotta.

Rost, W.-D. (1998). Ambulante Therapie mit Alkoholikern. *Psychotherapeutenforum, 5*(6), 8-13.

Rüger, U., Dahm, A. & Kallinke, D. (Hrsg.). (2008). *Faber/Haarstrick: Kommentar Psychotherapie-Richtlinien* (8. Aufl.). München: Elsevier, Urban und Fischer.

Schneider, S. & Margraf, J. (1998). *Agoraphobie und Panikstörung (Fortschritte der Psychotherapie, 3).* Göttingen: Hogrefe.

Sulz, S. K. D. (2006). *Verhaltensdiagnostik und Fallkonzeption: Bericht an den Gutachter und Antragstellung. Problemanalyse, Zielanalyse, Therapieplan* (4. Aufl.). München: CIP-Medien.

Ubben, B. (2010). *Planungsleitfaden Verhaltenstherapie: Sitzungsaufbau, Probatorik, Bericht an den Gutachter.* Weinheim: Beltz.

Wolf, D. (2003). *Einen geliebten Menschen verlieren: Vom schmerzlichen Umgang mit der Trauer* (12. Aufl.). Mannheim: PAL.

Znoy, H. (2004). *Komplizierte Trauer.* Göttingen: Hogrefe.

Stichwortverzeichnis

A

B

D

E

F

G

I

K

Anhang

Auf den folgenden Seiten finden Sie diese Arbeitshilfen:
* Checkliste zum Erstellen von Berichtsvorschlägen
* Checkliste zum Erst- und Umwandlungsantrag

Die Arbeitshilfen finden Sie unter **www.psychologenverlag.de** auch zum Download.

Checkliste zum Erstellen von Berichtsvorschlägen

Chiffre	Geschlecht	Alter	Beginn	F	→ Punkt 6

Punkt 1

Symptomatik/ Hintergrund der Kontaktaufnahme	

Mutter

Vater

Punkt 2

Geschwister		
Familien-atmosphäre	
Peergroup Schule Ausbildung Studium Partnerschaften	
Aktuell	Ehe	
	Kinder	
	Beruf	
	sozial	
Gesundheitliche Entwicklung	
Therapie	ambulant	
	stationär	
Medikation	

Punkt 3

Eindruck Psychopathologie	

Checkliste zum Erstellen von Berichtsvorschlägen

Chiffre	
Auslöser/Situation **Aufrechterh. Faktoren** **Funktion/Krankheitsgewinn**	

Punkt 5

Vorherrsch. **Lernfaktoren,** **Umgang mit:**	**Gefühlen**	
	Bedürfnissen	
	Belastungen	
	Konflikten	

S-O-R-(K)-C Schema

S

O

R

K

Ckf

Clf

Punkt 7 / 8

Ziele	
Methoden	

Checkliste zum Erst- und Umwandlungsantrag (VT)

1. Angaben zur spontan berichteten und erfragten Symptomatik

☐ ein Beschwerdebild geschildert, das diejenigen Symptome enthält, die die Diagnose in Punkt 6 nachvollziehbar macht

☐ den möglichst genauen Zeitpunkt des Beginns der Erkrankung angegeben

☐ das Ereignis kurz genannt, das dem Krankheitsbeginn vorausging und am wahrscheinlichsten das Symptom ausgelöst hat (Zeitraum: 6–12 Wochen)

2. Lebensgeschichtliche Entwicklung des Patienten und Krankheitsanamnese

☐ Eltern (inkl. deren Beziehung zueinander) und Familie als prägende Bedingung der kindlichen Lerngeschichte beschrieben, d. h. etwa deren frustrierendes bzw. traumatisierendes Verhalten ebenso wie die von ihnen vermittelten Ressourcen sowie die Beziehung zu den Eltern

☐ Entwicklung des Sozialverhaltens beschrieben

☐ Entwicklung des Umgangs mit Gefühlen beschrieben

☐ Entwicklung des Leistungsverhaltens beschrieben

☐ Belastende Lebensereignisse im Vorschul- und Schulalter genannt (z. B. Kinderkrippe im ersten LJ, Scheidung der Eltern, schwere Erkrankung oder Tod eines Elternteils, Klinikaufenthalte)

☐ die körperliche Entwicklung beschrieben und wichtige körperliche Erkrankungen in Kindheit und Erwachsenenalter genannt

☐ die sexuelle Entwicklung kurz beschrieben

☐ den schulischen und beruflichen Werdegang knapp skizziert

☐ die berufliche Situation beschrieben

☐ die vergangenen und heutigen wichtigen Beziehungen des Erwachsenenalters beschrieben (auch verg. Lebensgemeinschaften, Ehen)

☐ heutigen Ehepartner und Ehesituation beschrieben

☐ bisherige psychische und psychosomatische Erkrankungen erwähnt (Zeitpunkt, Dauer, Behandlungen, Umfang und Ende sowie Ergebnis der Behandlungen)

☐ die Lebenssituation der letzten zwei Jahre vor Erkrankung kurz skizziert

☐ das vermutlich symptomauslösende Lebensereignis beschrieben

3. Psychischer Befund zum Zeitpunkt der Antragsstellung

☐ den Menschen in seinem charakteristischen Interaktionsverhalten in der therapeutischen Beziehung beschrieben

☐ die wichtigsten persönlichen Merkmale, Erlebens- und Handlungstendenzen im interpersonellen und Leistungsbereich beschrieben

☐ dysfunktionale Persönlichkeitszüge genannt (z. B. selbstunsicher, dependent, zwanghaft, histrionisch, schizoid)

☐ Symptome, soweit sie aus Befunderhebung und Exploration hervorgingen, genannt

☐ das Syndrom bezeichnet, dem die Hauptsymptome zugeordnet werden können (Angst, Depression, Zwang, bulimisches Syndrom)

4. Somatischer Befund

☐ Verweis auf Konsiliarbericht

5. Verhaltens- und Bedingungsanalyse

☐ Verhaltensanalyse auf Mikroebene durchgeführt und beschrieben

☐ insbesondere die typische Situation beschrieben, in der das zu verändernde Verhalten auftritt

☐ das Verhalten in den vier Verhaltensmodi (emotional, kognitiv, körperlich und beobachtbares Verhalten) beschrieben

☐ eine Zusammenfassung der Verhaltensauffälligkeiten gegeben in der Unterteilung Verhaltensdefizite (was über viele Situationen hinweg zu selten vorkommt), Verhaltensexzesse (was zu häufig vorkommt) und qualitativ neues Verhalten (meist das Symptom, z. B. Kopfschmerz, Wiederholungszwang)

☐ die Verhaltensanalyse auf Makroebene durchgeführt und beschrieben (d. h. erklärt, warum es bei genau dieser Person zu genau diesem Zeitpunkt zu genau dieser Symptomatik kam und warum diese aufrechterhalten wird)

☐ insbesondere die Situation beschrieben, in der das Symptom auftrat (path. Lebensgestaltung, Beziehungsgestaltung, auslösendes Lebensereignis)

☐ die in der Person liegenden Bedingungen der Krankheitsentstehung diskutiert, sofern in Punkt 2 durch genanntes Material belegt (Lerngeschichte, Persönlichkeit, Defizite, Konflikte)

☐ die Symptombildung erklärend dargestellt (inwiefern war es Problemlösung?)

☐ die Auswirkungen des Symptoms auf die wichtigen Lebensbereiche und Beziehungen diskutiert

☐ eine Funktionsanalyse durchgeführt, d. h. die Funktion des Symptoms einzuschätzen versucht (wozu wurde es gebildet, welches nicht bewusste Ziel verfolgt es)

☐ einen zusammenfassenden Satz formuliert, aus dem hervorgeht, worum es bei dem Patienten eigentlich geht (Gesamtstörung)

6. Diagnose

☐ die ICD-Diagnose mit Zahlencode und Text angegeben und nochmals geprüft, ob diese mit den def. Symptomen auch in ausreichender Anzahl beim Patienten vorkommen (in Punkt 1 und 3 erwähnt?)

7. Therapieziele und Prognose

☐ Ein Gesamtziel formuliert, das aus dem Störungsverständnis (Punkt 5) hervorgeht

☐ Teilziele formuliert, die sich auf konkretes Verhalten in konkreten Situationen und Beziehungen beziehen

☐ angegeben, wie weit in die jeweilige Zielrichtung gegangen werden soll (z. B. noch leicht ängstlich in Auseinandersetzungen mit dem Vorgesetzten, aber im Gespräch sein Anliegen durchsetzen)

☐ die Prognose eingeschätzt unter Angabe der prognostisch günstigen und ungünstigen Faktoren

8. Behandlungsplan

☐ eine Gesamtstrategie formuliert (was will ich unternehmen, um den Patienten wohin zu bringen)

☐ die geplanten Interventionen genannt und beschrieben

☐ das Setting beschrieben und begründet (Einzel- und/oder Gruppentherapie, Einbeziehung wichtiger Bezugspersonen wie Partner, Familie, Sitzungssequenz)

9. Begründung einer Umwandlung von Kurzzeittherapie in Langzeittherapie

☐ die Umwandlung in eine Langzeittherapie begründet

☐ die bisher verfolgten Ziele und die hierfür angewandten Interventionen beschrieben

☐ den Verlauf und das Zwischenergebnis der bisherigen Therapie beschrieben

☐ die künftigen Ziele und die hierfür geplanten Interventionen kurz beschrieben (sofern dies nicht bereits aus Punkt 8 hervorgeht)

Bericht für/Chiffre: _____

Datum: _____

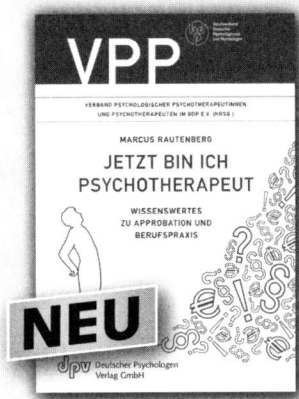

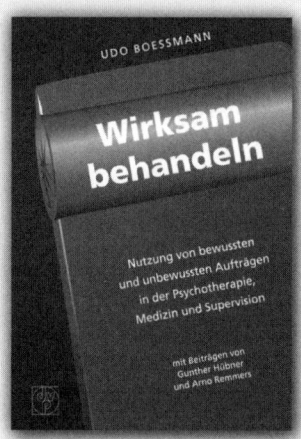